护理实践与转化译丛

患者评估与护理计划

（原书第4版）

Patient Assessment and
Care Planning in Nursing

(Fourth Edition)

[英] 彼得·埃利斯　　[英] 穆伊·斯坦丁　著
（Peter Ellis）　　　（Mooi Standing）

王宗华　鲜继淑　主译

重庆大学出版社

译者名单

主　译：王宗华　鲜继淑

副主译：袁　媛　余　婷　鲁　芳

译　者：（排名不分先后）

王宗华　黄玲芳　陈雪梅　袁　媛　杜艳玲

张琳苑　鲁　芳　鲜继淑　刘　艳　王飞龙

庞亚娟　黄亚兰

译者序

感谢重庆大学出版社牵头引进 SAGE 出版社旗下的系列护理丛书，本书为该系列丛书之一——*Patient Assessment and Care Planning in Nursing*；SAGE 出版社为世界领先的独立学术出版公司，在医学和生命科学领域，出版超过 100 种健康与护理学及相关领域的教材、论著及同行评审期刊。

本书围绕患者评估展开，与目前国内护理专业核心课程"健康评估"相契合。患者评估是护理工作的基石，它是一个识别和界定患者现存问题的过程，目的是根据患者的需求和偏好来制订个性化的护理计划。本书不仅介绍了患者评估和护理计划的程序，还深入探讨了在决策过程中需要考虑的因素，如将患者纳入护理决策、重视以人为本等理念。书中特别强调了采用整体护理观进行患者评估的重要性，即全面考虑患者的社会、心理和精神等方面需求，这种全面的评估方法有助于护士更好地理解患者，从而提供更加精准、有效的护理服务。

本书聚焦护理实践转化（transforming nursing practice），是为护理学生（护生）量身定制的，被多所国内院校推荐的必读"护理专业外文原版书籍"之一，目前已更新到第 4 版。与以往版本相比，这一版在内容上进行了优化，删除了单独侧重于社区环境下患者评估、预防性卫生保健和健康促进的章节，但这些重要主题并未被忽视，而是巧妙地融入整本书的各个章节中，通过丰富多样的卫生保健场景案例，生动地展示了在不同护理实践中开展患者评估和护理计划的全过程。本书的另一特点是每一章都从医院、社区、健康促进等多角度选取真实案例，以达到促进学员能力向现实转化的目的。

本书共分为九章，内容丰富且结构清晰。第 1 章从以人为本的护理理念切入介绍了护理 6Cs 概念，强调个人价值观与以人为本的评估和实践理念的统一，并提供了实用的指导，帮助读者建立并践行这些信念。第 2 章深入探讨了护士在患者评估中的角色，分析了影响患者评估准确性的因素，如态度、信念和刻板印象，并讨论了如何平衡主观和客观的评估方式。第 3 章则聚焦于理解患者信息的技巧，包括信息的定义、收集和分析方法，以及如何通过这些信息确定首优护理。第 4 章介绍了评估工具的目的和使用方法，如营养不良通用筛查工具（MUST）、Waterlow 压疮评估工具和国家早期预警评分系统（NEWS2），并探讨了如何利用这些工具完成护理诊断和计划。第 5 章明确了护理诊断的含义，回顾了其发展史，并探讨了护理诊断与患者评估过程的关系。第 6 章则着重讨论了护理计划的必要性，包括如何识别护理问题、制订短期和长期目标以及制订干预措施。第 7 章探讨了护理模式与护理计划过程的相关性，分析了护理模式的重要性及其对护理计划决策的影响。第 8 章关注患者评估中的伦理问题，强调了伦理学在护理实践中的应用，包括个体自主权、有利、不伤害和公正等伦理原则。第 9 章则探讨了患者评估如何影响临床诊断和决策，将患者评估与多种护理临床决策观念和评估工具联系起来，强调了持续评估和评价护理决策的重要性。

在翻译过程中，译者团队深刻体会到了在不同文化背景、不同语言组织形式下护理专业术语间的差异性和复杂性。为尽可能追求翻译的准确性和专业性，译者团队在组建时由临床护理专家与院校学者共同合作、建立多级互审或审查体制，同时邀请医学英语专业专家进行全文指导，并多次组织线上和线下讨论会，对疑难点进行讨论、统一。针对部分跨学科跨领域内容如法律、伦理、人文等，则咨询相关专业人士。最后，对于个别翻译，进行了原文标注或译者注释，以期便于读者理解。

本书的使用方法也非常灵活。对于护理专业学生来说，可以将其作为课堂学习的教材，系统地学习患者评估和护理计划的理论知识，并通过书中的案例和练习进行实践操作。对于在职的临床或社区的医疗护理人员，甚至是对这一话题感兴趣、希望拓展患者评估实践能力的新手，可以将其作为一本实用的参考书，随时查阅相关的知识和技能，以指导日常工作。无论你是护理专业的学生还是从业者，相信本书都能为你提供有价值的指导和帮助。

　　最后，我要感谢重庆大学出版社给予我翻译这本书的机会，也感谢"健康评估"精品课程项目，感谢所有支持和帮助我的同行专家和同事们。希望这书能够让更多的护理专业学生和从业者有所受益，为患者提供更加优质、高效的护理服务。

王宗华

2025 年 1 月

目　录

第 3 章   理解患者信息   051

第 4 章   评估工具   077

第 5 章　护理诊断　　　　　　　　　　　097

第 6 章　护理计划的原则　　　　　　　117

第 7 章 护理模式和护理计划 **139**

第 8 章 患者评估中的伦理问题 **167**

第 9 章 患者评估和决策 **189**

绪　论

译者：王宗华，黄玲芳

一、目标读者

本书是 *Patient Assessment and Care Planning in Nursing* 的最新修订版（第 4 版），适用于所有希望提高患者评估和护理计划实践能力的护理专业学生（以下简称"护生"）、其他医疗与社会保健专业人员，以及希望拓展自己实践能力的新手。这一版删除了侧重于社区环境下患者评估、预防性卫生保健和健康促进的章节。但是，这些主题现已融入整本书中，并通过各种卫生保健场景案例，展示了在护理实践中开展患者评估和护理计划的过程。

二、患者评估的概述

患者评估是识别和界定患者（和其他照护对象）现存问题的过程，以便根据他们的喜好来计划和实施护理措施。本书的目的是向护生和其他卫生保健从业者介绍不同阶段的患者评估和护理计划程序。还提出了在决策过程中需要考虑的一些因素，例如，将照护对象纳入其中，以及以人为本等。采用整体观进行患者评估，即将患者的社会、心理和精神等方面均看作整体的一部分，而不仅仅专注于身体方面的患者评估和护理计划。

随着在卫生保健系统中的角色转变，护士在患者评估中的作用也发生变化。护士需要认识到在不同环境以及不断变化的卫生保健系统中患者评估的共性和复杂性，从而为未来做好准备。医疗与社会保健立法正在向患者更多地参与自己的护理评估、计划和实施等方面进行转变。在每个章节，护士将有机会通过工作案例和场景来整合所学内容，对全生命周期经历的各种身心问题进行评估。同时，鼓励护士检查其他卫生保健从业者的参与情况。

三、本书概要

第1章内容基于以人为本的护理理念，主要介绍护理 6Cs 概念，明确个人的价值观和信念要同以人为本的评估和实践理念相统一，提供一些实用指导来帮助读者建立这些信念并付诸实践。

第2章探讨护士在患者评估中的作用。本章探讨了有效患者评估的促进因素或阻碍因素，着眼于如何构建护士对患者评估的现有认知和技能。护士需要审视态度、信念和刻板印象如何影响患者评估的准确性，以及如何权衡主观和更加客观的评估形式。

第3章探讨了理解患者信息所需的一些技巧。本章定义了什么是患者信息，界定了不同卫生保健从业者在患者信息收集中的作用，并鼓励护士尝试不同的提问技巧，区分不同类型和形式的信息，以及如何分析这些信息以确定首优护理。

第4章探讨了评估工具的使用目的，介绍了一系列评估工具，包括营养不良通用筛查工具（Malnutrition Universal Screening Tool，MUST）、Waterlow 压疮评估工具和国家早期预警评分系统（National Early Warning Score 2，NEWS2）。护士需要反思使用评估和筛选工具所需的知识和技能，思考只关注评估工具所导致的潜在问题，探索如何利用从筛查和评估中获取的信息完成护理诊断和护理计划。

第5章明确了护理诊断的含义。本章叙述了护理诊断的发展史，探讨护理诊断与患者评估过程的关系。护士需要思考护理诊断对患者以及卫生保健从业者的潜在利弊，并从患者评估中提出护理诊断。

第 6 章探讨了护理计划的必要性以及如何识别护理问题。护士需要检查护理计划阶段，确定短期目标和长期目标并制订干预措施，思考不同护理计划的案例，并有机会制订一份书面护理计划。

第 7 章介绍了护理模式与护理计划的相关性。本章将探究护理模式重要的原因，审视各种护理模式，鼓励护士思考护理模式如何指导患者评估过程及其对护理计划决策的影响。在这一章中，你将了解护理模式与护理程序如何配合使用，使得护士能够生成一些护理计划的样板。

第 8 章介绍了一些患者评估的伦理问题。护士将在患者评估过程中加强对伦理学的理解和应用，包括个体自主权、有利、不伤害和公正等伦理原则。本章还鼓励通过思考患者评估和资源分配中的伦理问题，检验伦理理论与患者评估的相关性。此外，本章还探讨了伦理学在理论和实践中的一些问题。

第 9 章探讨了患者评估如何影响临床诊断和决策。本章将患者评估与 Standing（2023）的十种护理临床决策观念（协作、观察、系统、标准化、优先顺序、经验和直觉、反思、伦理敏感性、责任心和自信心）、认知续线理论（九种实践模式）以及 "PERSON" 评估工具联系起来，探讨了如何将十种决策观念和九种实践模式应用于患者评估和护理诊断，从而解决从第 2 章到第 8 章所讨论的问题。"PERSON" 评估工具强调了不断地重复评估和评价护理决策的重要性，以确保这些决策以患者为中心，促进安全有效地护理，并确定需要改进的地方。

书末的术语表用通俗易懂的语言解释了专业术语。

四、NMC 标准的要求

循证护理要求护士具备一定的知识和技能，这在《未来护士：注册护士的能力标准》[1]（护士与助产士协会 [2]，NMC，2018a）文件中有详细描述。教育机构在制订专业课程时会使用这些标准。它们分为七个宗旨，正文如下。

---

[1] 原文 Future Nurse：Standards of Proficiency for Registered Nurses。
[2] 原文 Nursing and Midwifery Council，缩写为 NMC。

未来护士：注册护士的能力标准

宗旨 1：成为一名负责任的专业人员

注册护士以患者的最大利益为出发点，将患者放在第一位，提供以人为本、安全和富有同情心的护理服务。护士始终表现出专业性，并利用自身的专业知识和经验做出基于证据的护理决策。他们有效地表达关怀，成为他人的榜样，并对自己的行为负责。注册护士不断反思自己的实践，并及时了解护理和卫生保健领域的新进展。

宗旨 2：促进健康、预防疾病

注册护士在提高和维持个体、家庭、社区与群体的身体、精神和行为的健康与幸福方面发挥着关键作用。他们支持并帮助人们在全生命周期和所有护理环境中就如何应对健康问题做出知情选择，以最大限度地提高生活质量并改善健康结局。他们积极参与疾病预防和健康维护，参与公共卫生、社区发展和全球健康问题，以及减少医疗不平等。

宗旨 3：评估需求并制订护理计划

注册护士在评估和审查患者的精神、身体、认知、行为、社交和心理需求时，会判断患者的优先需求。他们利用评估过程中获得的信息，确定优先事项和要求，用于提供以人为本和基于证据的护理干预与支持。他们与患者合作，考虑照护对象的个体情况、特征和偏好，制订以人为本的护理计划。

宗旨 4：实施及评价护理

注册护士主导提供基于证据、富有同情心和安全的护理干预。他们确保提供或赋权他人提供以人为本的高标准护理，在各种护理环境中为各年龄段人群提供支持。他们与照护对象、家属和照护者合作，以评估护理是否有效，以及护理目标是否符合他们的愿望、偏好和预期。

宗旨 5：领导和管理护理工作并参与团队合作

注册护士通过树立最佳护理实践榜样来发挥领导力。他们负责管理护理并对团队中其他人员（包括非专业的照护人员）提供的护理进行合理的授权和监督。他们在跨学科团队中发挥着积极、平等的作用，并与其他同事进行有效的协作和沟通。

宗旨 6：提升护理安全和质量

注册护士为持续监测和提高护理、治疗质量做出关键贡献，以改善健康结局和患者的护理及相关照护体验。他们评估安全风险及照护对象体验，并采取适当的行动对其加以管控，将照护对象的最大利益、需求和偏好放在首位。

宗旨 7：协调护理

注册护士在各种机构与环境中发挥主导作用，协调和管理全生命周期的复杂护理和整体护理需求。通过了解国家和地方政策，并为组织变革过程作出贡献。

本书借鉴了这些标准，并在每章开头对相关标准进行了介绍。

五、实践活动

在每一章的不同阶段，都有实践活动可以让护士停下来参与。参与和理解这些活动是学习每章内容的重要组成部分。我们鼓励护士在适当的情况下反思自己的实践，并思考在与患者和其他人一起工作的过程中学到的东西是如何帮助你理解患者评估和护理计划的。有些活动将要求护士抽出时间来查阅新信息，以增加护士对讨论主题的理解；有些活动要求护士将所学知识应用到实际问题或场景中，以帮助护士更深入地反思问题和练习；有些活动需要护士在日常生活或临床环境中进行观察。在某些情况下，我们鼓励护士与带教老师或其他同学讨论自己的想法或发现。本书中的所有活动旨在加深护士对所讨论主题及其对护理实践影响的理解。

在适当情况下，每章末尾会提供活动的建议或参考答案。建议临床护士尽可能尝试参与这些活动，以加深你对实际的患者评估和护理计划的理解。

第1章
以人为本的评估和实践

译者：陈雪梅

基于《未来护士：注册护士的能力标准》，本章将介绍以下宗旨和能力标准：

宗旨1：成为一名负责任的专业人员

在申请注册时，注册护士应当能够：

1.9 理解依据照护对象需求和偏好做出所有照护和干预决策的必要性，识别并处理任何可能对决策造成不当影响的个人及外部因素。

宗旨3：评估需求并制订护理计划

在申请注册时，注册护士应当能够：

3.4 理解并运用以人为本的护理方法，在与照护对象及其家属、社区和各年龄段人群共事时，能够共同评估、计划、决策和设定目标。

3.5 准确处理评估过程收集的所有信息，以明确个性化护理需求，并制订以人为本和基于证据的护理干预计划，从而实现商定的目标。

章节目标

通过本章学习，你将能够：

1. 明确与以人为本的评估和实践相关的价值观及信念；

2. 评估将如何采用以人为本的方式开展工作；

3. 讨论 6Cs 策略，以及它们如何与以人为本的实践相关联；

4. 明确以人为本的职场文化的含义；

5. 制订策略，推行基于以人为本理念和 6Cs 策略的护理实践。

一、引言

（一）案例情境

艾拉（Ella）照顾学习障碍者时的经验

艾拉是一名助产专业二年级的学生，正在一家高危分娩中心实习，她的导师布里德（Breed）是一位资深的助产士。升入三年级前艾拉还有许多目标要完成，包括为不同的照护对象赋能，她将此作为自己培养计划的一部分与布里德进行讨论。此时，一个电话打断了她们的谈话，布里德记录下通话细节，并转告艾拉，一名叫曼迪（Mandy）的难产者正乘坐救护车过来，而且她有学习障碍。艾拉很担心如何与曼迪沟通，因为她没有与学习障碍者打交道的经验。她设想曼迪应该被吓坏了，并且不知道自己经历了什么。艾拉还设想曼迪在处理细节信息上可能存在的困难。

曼迪是和她的母亲鲁比（Ruby）一起来的，鲁比看上去很痛苦。因此，当布里德准备为曼迪进行检查时，艾拉立即去安抚鲁比，表示她们会尽快帮助她。布里德确定曼迪的胎儿是肩先露，需要剖宫产，并立即联系了产科医生和麻醉师。在整个过程中，曼迪一直在痛苦地哭泣，艾拉尝试帮助她平静下来，但是曼迪却变得很生气。艾拉试图解释他们在做什么，但意识到自己使用的医学术语是曼迪无法理解的。尽管很无助，艾拉还是坚持让曼迪说出她自己的体验。产科医生来后完成了对曼迪的评估，并向鲁比介绍了剖宫产的流程，请她签署知情同意书。艾拉注意到，在陪曼迪进手术室前，鲁比是如何向曼迪解释所发生的情况的。曼迪产下一名男婴，并给他取名叫利亚姆（Liam）。

之后在咖啡厅休息时，艾拉听到助产士们在讨论曼迪的案例。很多人都好奇曼迪会如何照顾孩子。一位名叫米兰达（Miranda）的助产士说，这对孩子不公平。其他人则认为，曼迪有母亲的支持，但不是所有女性都这样幸运。艾拉自己则在想，因为曼迪有学习障碍，所以她需要更多的帮助。

（二）案例分析

以人为本是提供优质护理的基础。在失败的卫生和社会照护机构中，往往可以发现这一理念的缺失。然而，正如上述案例中强调的那样，一些卫生和社会照护从业者并不具有以人为本的价值观和信念，这可能会影响他们所在机构的工作方式和护理质量。本章将首先介绍英国质量改进议程的背景，明确以人为本的一些定义，以及为何以人为本如此重要。其次，本章将简述培养对自我价值观和信念的认知的重要意义，以及这对我们工作方式有何贡献，无论是在护士个人层面还是在更广泛的职场文化层面。本章还将总结一些策略，帮助你养成以人为本的工作方式，其中包括了目前著名的 6Cs 策略。

二、英国医疗和社会保健质量改进的背景

一些备受瞩目的报告指出，关怀和同情心的缺乏被认为是医疗和社会保健机构未能向患者或服务对象提供应有的照护水平的原因 [Equality and Human Rights Commission，2011；Francis，2013；Keogh，2013；Care Quality Commission（CQC），2022]。这些问题广泛存在于英国的多个地区，虽然它们经常被解释为孤立事件（Andrews and Butler，2014），但是医疗投诉的统计数据却急剧上升（Northern Ireland Public Services Ombudsman，2021；Scottish Public Services Ombudsman，2022）。在此背景下，仅在 2020 年和 2021 年英国的国立医疗系统（National Heathy System，NHS）就收到了 170013 起投诉（NHS Digital，2022），也就是说每 10 万人中就有 300 起投诉；姑且不论由于新型冠状病毒感染（COVID-19）的流行，投诉流程于 2020 年 3 月至 6 月期间暂停。

事实上，医疗保健的失败是一个全球性问题（WHO，2018）。值得注意的是，许多失败和投诉与照护本身无关，而更多的是与提供照护的方式、沟通不畅和信息缺乏有关（NHS Digital，2022）。

这些照护失败以及随之而来的投诉的相关数据确实提出了一个问题：到底是什么让照护变得如此糟糕？这个问题也可以更具体地指向护理，这也是许多照护失败的报告中被特别讨论到的一个问题。最具影响力的回应来自英国首席护理官简·康明斯（Jane Cummins）。2012 年，她与卫生部一同为护理、助产和照护从业者制订了在实践中的同情心的愿景。从 2014 年起，英国 NHS 向其所有员工推出了这一愿景（Stephenson，2014）。这一愿景列出了支撑照护实践所需的核心价值观，即通常所说的 6Cs 策略。它们是：

照护（Care）。

照护是护理的核心业务，也是医疗机构的核心业务；我们提供的照护既能帮助患者或照护对象个人，也能改善整个社区的健康状况。照护定义了我们和我们的工作。接受照护的人期望在他们生命的每个阶段都能得到妥当的照顾。

同情心（Compassion）。

同情心是一种衡量如何基于同理心[1]、尊重和有尊严的关系给予照护的标准。它也可以被描述为有智慧的善良，它对于人们如何感知他们的照护至关重要。缺乏同情心会影响护患关系，甚至引起投诉。

能力（Competence）。

能力意味着所有从事照护工作的人都必须有理解照护对象医疗和社会照护需求的能力。他们还必须具备专业知识、临床和技术知识，以提供有效的循证护理和治疗。

沟通（Communication）。

沟通是成功的照护关系和有效团队合作的核心。没有沟通，就不可能实现以人为本的照护。倾听患者和照护对象的需求对于支持诸如"没有我，就没有关于我的决策"等观念至关重要（Department of Health，2010a）。沟通是建立以人为本的职场文化的关键，这对我们的照护对象和员工都有好处。

勇气（Courage）。

勇气使我们能够为所关心的人做正确的事情，在我们有顾虑时敢于直言（Rahman and Myers，2019），即使在其他员工抗拒的情况下，也拥有创新和接受新工作方式的个人力量与远见。

承诺（Commitment）。

对患者和照护对象的承诺是我们工作的基石。我们需要在承诺的基础上进一步改善照护和患者体验，并采取行动为所有人实现这一愿景和战略，以应对未来的健康、照护和支持方面的挑战。

---

[1] 基于《论心理学术语 empathy 一词的翻译》一文，同时为和"compassion"翻译相区别，本文将 empathy 译为"同理心"。

　　在实践中，这意味着以一种友善、充满尊严和尊重的方式对待我们所照护的对象，倾听他们的需求并在必要时为他们发声（NMC，2018a）。这就需要我们对自己、对自己的职业、对彼此都拥有信心，从而去做正确的事情。将缺乏时间或资源作为业务不佳的理由是不可取的。在本书的所有章节中，你需要回顾一些案例情境，以确定 6Cs 中哪些策略最适用于该案例。通过这种方式，你将会熟悉 6Cs 是如何在实践中发挥作用的。

　　虽然缺乏资源和领导力以及不断增加的工作量对于医疗和社会保健机构来说是非常现实的问题，但受雇于机构的一些个人似乎发生了根本性的转变，这明显导致了冷漠的态度和行为。虽然在过去一段时间内，其原因部分被归结为同情疲劳，即应对同情的能力变得不堪重负（Sorenson et al.，2016），但一些研究表明，照护的障碍不是护士和照护人员本身，而是机构和社会未能适应医疗保健环境中日益增长的社会照护模式（Baumbusch et al.，2016）。弗朗西斯调查报告（Francis Report[1]）特别呼吁改善护理和同情心，并强调让人们参与照护决策（Francis，2013）。同样，苏格兰正在将其医疗保健改善工作的重点放在与患者及其家人和照顾者的合作上，例如，"以人为本的护理组合措施[2]"（Health Improvement Scotland，HIS，2021）着重通过与患者开展有意义的对话，收集他们自己的语言以理解其照护体验。北爱尔兰和威尔士也在开展类似的项目。令人鼓舞的是，（机构和社会）[3] 似乎已经从影响深远的弗朗西斯报告中吸取了教训，在质量审计中从强调能力转变为融入关怀态度和行为。希望你完成实践活动 1.1，以便从不同的角度思考问题。

---

[1] 2013 年，由罗伯特·弗朗西斯·KC 针对英国斯塔福德医院的调查，探讨了该医院重大护理失败导致患者不必要死亡发生的原因。

[2] the People-Led Care Portfolio。

[3] 译者根据语境增加。

实践活动 1.1　反思

在临床实际护理工作中，对于之前提出的照护质量问题，你将如何回应？

参考提纲见本章末。

在对实践活动的回答中，你可能已经考虑了你的职业价值观和你在专业实践中做得好的地方，以及如何向他人描述这些内容。你可能会看到在诗歌描述中的一些相似之处，以及人们在 COVID-19 流行期间如何回应护士和其他关键工作人员的无私工作。接下来我们将继续探讨什么是以人为本。

三、以人为本的概述

为了定义以人为本，我们需要首先考虑：什么是人？某些学者将做人（personhood）定义为基于**存在于世**（being in the world）的感觉（Heron，1992），而另一些学者则认为人应当具有理性能力和基本的道德水平或人权（Ikäheimo and Laitinen，2007），或者更广泛地拥有使其成为人的属性（Dewing，2008）。卡尔·罗杰斯（Carl Rogers），一位著名的心理学家和人文主义者，认为以人为本是一种在对待整个人时考虑其所在生活世界的存在方式。这意味着我们需要认识到，人不仅仅是客观的存在，而且是由他们生活中重要的和一些看似不那么重要的事件和权益，以及他们周围的人、他们与整个世界的关系所塑造和创造的。这些权益既包括身体上的（例如吃饱穿暖），也包括社会心理和精神上的（例如受到尊重和被有尊严地对待，被看作独立的个体）（Ellis，2020）。因此，我们是谁、我们如何看待这个世界、我们是什么样的人，都与我们的经历和人际关系息息相关。与人建立治疗关系需要尊重、同理心、赋权和真诚的价值观。你可能需要完成活动 1.2 来思考是什么让你成为了现在的自己。

实践活动 1.2　反思

思考以下几点：

1. 和你有联系的人是谁？

2. 你生命中最重要的事情是什么？

3. 什么对你来说是重要的？

根据以上问题的答案，你认为自己是什么样的人？在你的生活中，是否有一些事情在你最意想不到的时刻改变了你？

由于这个活动是基于你的个人经历，所以本章末没有参考提纲。

因此，如果我们关于人是什么的想法与我们和世界上"人"的交往方式有关，那么以人为本意味着什么呢？长期以来，以人为本在文献中一直存在争议，并且经常与类似的术语（如以患者为中心）互换使用，这混淆了问题。一些以人为本和以人为本的照护的定义可以在表 1.1 中找到。

这些定义的共同之处是尊重、信任和支持自主决定的权利。这可以通过实践发展活动来实现，这些活动探索不同的工作方式，并评判性地帮助你反思你如何参与临床实践以及与患者（或者应该说是与人）相处，出发点是分析你描述实践和患者/照护对象的语言。这可以反映出你对以人为本的价值观和信念，这也正是我们现在将要考虑的重点。

表 1.1　以人为本和以人为本的照护的定义

以人为本 [1]：

在关系和社会存在的背景下，由他人赋予个人的声望或地位。它意味着认可、尊重和信任。（Kitwood，1997，page 8）

以人为本是一种通过在所有照护者、照护对象以及他们生命中有重要意义的其他人之间形成和促进健康关系而确立的实践方式。它以尊重人、个人自主决定权、相互尊重和理解的价值观为基础，由促进持续性实践发展方法的赋权文化促成。（McCormack et al.，2013，page 193）

---

[1] Person-centredness。

续表

> 以人为本的照护[1]：
>
> 照护以患者 / 照护对象为中心；提倡独立自主而非控制；涉及由照护对象选择的可靠、灵活的服务；并且往往由那些在团队协作理念下工作的人提供。（Innes et al., 2006, page 9）
>
> 通过在所有照护者、照护对象以及他们生命中有重要意义的其他人之间形成和促进健康关系而确立的实践方法，其基础是尊重人、个人自主决定权、相互尊重和理解的价值观，由赋权文化所促成。（McCormack and McCance，2016，page 20）
>
> 在以人为本的照护中，不再是由专业人士来决定什么对患者或照护对象最好，而是将人置于中心地位，使其成为自身经验的专家。在适当情况下，患者及其家属成为参与照护和支持计划的平等伙伴，确保自身需求、目标和结果得以满足。（Social Care Institute for Excellence，ND）

在这方面，有许多语言使用的优秀例子，人们将"哮喘患者"或"认知症患者"改为"患有哮喘的人"和"患有认知症的人"。这种语言所表明的是以人为先、以疾病为辅，即以人为本的语言。

四、识别价值观和信念

通过反思你的成长经历、生活经历和与你交往的人，你会形成自己的价值观和信念。确定自己的价值观和信念是自我意识的重要起点，正如我们之前所描述的，也是做人的重要起点。要确定自己的价值观和信念，你首先需要弄清楚什么是价值观，什么是信念。一些人从自我认知行为角度认为价值观代表了真实自我（Stets and Carter，2011），而另一些人则认为价值观会随着时间的推移而改变（Morris，2012）。作为价值观的主要评论员，施瓦茨（Schwartz，1992）将价值观描述为与特定行为的理想化结果相关的信念；认为价值观本身比任何特定情景都重要，因此赋予我们在不同的行为方式以及与之相关的结果之间进行选择的能力。施瓦茨进一步指出，人们根据重要性对价值观进行排序，因此，这些价值观

---

[1] Person-centred care。

激励着我们作为个体人和社会人的行为。

另一方面，信念是我们看待事物方式的坚定看法，而无论证据告诉我们什么。卡尼曼（Kahneman，2011，page 209）写道：

对于一些最重要的信念，我们其实根本就没有什么证据来证明其合理性，我们怀有这些信念仅仅是因为我们所爱的人和所信任的人也持有同样的信念。由于所知甚少，我们对自己的信念的信心是毫无缘由的，但也是必不可少的。

值得注意的是，我们的价值观和信念没有必然的逻辑，因此，正如莫里斯（Morris，2012）所提出的那样，它们可以随着时间的推移而改变。然而，作为护士，应当选择有影响的人（或物）以塑造我们的价值观和信念。

通过明确我们的价值观和信念，并在我们的工作方式和职场文化中予以体现，我们迈出了第一步。言语、信念、行动方面的一致性是能获得预期结果的个人、团队和组织的标志之一（Manley，2000），也是护生在实习期试图理解新体验（new experience）的过程中世界观、价值观和信念常常经历巨大变化的原因之一。

实践活动 1.3　评判性思考

现在邀请你完成一项阐明价值观的练习，以探索你对以人为本的价值观和信念，用时约30分钟。价值观阐明练习是一个有着宏大标题的简单练习，旨在获取和阐明我们对某事的价值观和信念。为了加深对以人为本的理解，请参考以下陈述：

1. 我认为以人为本的最终目的是……；
2. 我相信这个目的可以通过……来实现；
3. 我认为阻碍或促使这一目的实现的因素包括……；
4. 关于以人为本，我持有的其他价值观/信念是……。

你可能想列出3至4个基本的价值观来支撑你的信念、指导你的行动和行为。一旦你完成了这个练习，请把你问自己的任何问题及答案记下来。这个练习改编自曼利和麦科马克（Manley and McCormack，2003）

由于该实践活动是基于你的个人想法，所以本章末尾没有参考提纲。

了解自己的价值观和信念是很重要的，因为当我们遇到与自己不同的人时，可以通过求助自己的价值观和信念来调整我们的行为方式，而不是受到他人行为的影响（这可能是不可取的）。同样，我们可以识别与我们有共同价值观和信念的人，并学习他们的行为方式，就像你对带教老师所做的那样。反过来，这可能会导致你采纳新的价值观，或调整你现有的价值观，使它们反映出 6Cs 中确定的照护价值观。

总而言之，不存在一套既定的价值观和信念，而是有许多价值观和信念被认为值得尊重，也有许多价值观和信念不值得尊重。认识并重视他人的观点、价值观和信念，是以人为本的重要方面之一，也是理解不同的文化和存在方式（包括在职场中）的起点。

五、职场文化

文化是一种社会现象，人们以不同的方式涉足其中。曼利（Manley，2011）指出，职场文化是：

员工、患者、照护对象和其他关键利益相关者体验和 / 或感知到的最直接的文化，这种文化直接影响到照护提供。它既影响其所接触的组织和企业文化，也被其所接触的组织和企业文化影响，同样也通过员工关系和活动影响其他特定文化。

特定文化是一群人所拥有的行为和知识且与之互动。在一起工作的群体可能已经在不知不觉中形成了一种特定的思维和行为方式，并使新成员适应这种方式。例如，本章开头的案例情境暗示了一种可能存在的助产职场文化。其中的一些提示（比如对存在学习障碍的曼迪可能的应对方式的假设）出现在了咖啡厅的讨论中。在实践活动 1.4 中，我们邀请你更深入地思考职场文化及其对你而言有何意义。

> ## 实践活动 1.4　评判性思考
>
> 　　开始这个活动时，先想想可以用什么词来描述职场文化。你可以考虑采用这样的想法，比如把最近工作的地方的文化描述成一种动物、一种颜色或者一辆车，并描述为什么选择用它来描述这种文化。想好答案后，思考一下如何向其他人解释。
>
> 　　当你描述了职场文化后，在搜索引擎中输入"文化"这个词，并思考这些检索结果与你的想法有何不同。
>
> 　　现在想想文化是如何形成的，谁对它的发展影响最大，从你的经验来看，你认为是什么决定了它的好坏。列出好的文化和不好的文化的属性。
>
> 　　参考提纲见本章末。

　　你可能预想过一个你觉得每个人都能很好地合作的工作场所，或者一个存在紧张和分歧的工作场所。重要的是能够批判性地分析每一个要素，这样就能识别出它们的属性是什么。思考下面的案例情境，回答其后的问题，以帮助发展思维。

（一）案例情境

罗伯（Rob）对职场文化的观察

　　罗伯是一名放射学专业的学生，在老年护理病房实习。他只在那里待了一个星期。他大学学习的合作实践模块包括一些与职场文化有关的理论，而他的作业需要观察一种不同于他自己的职场文化。

罗伯认为这次采样实习是他观察这里的职场文化的好机会。他和病房管理者马丁（Martin）讨论了这个问题，马丁很想听听他的观察结果，因为马丁正在努力做出一些改变。

第一天，罗伯受到了朱莉（Julie）的欢迎，她是一位即将退休的老护士。她经常提到虽然她喜欢这份工作，但随着形势变化和新技术的发展，这份工作变得越来越难。朱莉带罗伯参观了一番后，把他介绍给了团队的其他成员。她还把他介绍给了一些她似乎特别喜欢的患者。然而，当另一个病房的工作人员来向她借东西时，朱莉的回答相当犀利。罗伯注意到了这一反差。当一个厨房工作人员来告诉她，一个患者把水洒在地板上了，她的回答也相当犀利。

罗伯注意到病房环境清新并且还算整洁。医务室似乎也井然有序。他被指派陪一位名叫朱迪思（Judith）的医疗助理完成患者生命体征监测。他注意到，她推着监测设备从一个患者转到另一个患者，并在解释她的工作时称患者为"鸭子"。其他工作人员似乎对此并不担心，患者似乎也作出了积极的反应。

在喝咖啡的休息时间，罗伯听到员工休息室里的谈话。谈话主要是关于人们周末或未来假期的计划。然而，对话的一部分引起了他的注意，朱莉开始谈论马丁对病房所做的改变。虽然朱莉能意识到需要改进，但她觉得像她这样的"老前辈"有多年的经验，但却没有被征询意见。朱莉环视了一下员工休息室以寻求支持，而梅（May）是一名经常上夜班的护士，她开始抨击马丁。罗伯这时决定离开这个房间。

午餐时间，罗伯注意到马丁在组织交班。一开始他们聊了聊不相关的问题，然后护士对患者情况进行了交班。罗伯注意到，他们的交班语言几乎都是医学导向，很少评论人们的感受。交接内容也主要是关于已经完成的任务。

罗伯做了一些观察笔记，以便完成作业。眼下他更关心的是如何把他的观察结果反馈给马丁，因为他不想让人觉得自己是"间谍"。

（二）案例分析

1. 你认为罗伯对病房文化可能有什么看法？

2. 对于向马丁提供反馈，罗伯有什么感到不适的地方？

3. 罗伯会如何进行反馈？

参考提纲见本章末。

该案例情境表明，当其他因素（如权力和权威）起作用时，职场文化会导致你采取与你的价值观和信念相悖的应对方式。它还表明，职场文化是动态的，而非固定的，因此可以被参与者改变，值得注意的是，不只存在一种文化。因此，如果作为职场人，你正采取以人为本的方式思考和工作，可以通过影响他人的想法和行为，来为职场文化做出积极贡献。

六、以人为本的工作方式

在工作中以人为本，首先意味着在与他人沟通中以及工作实践中发展以人为本的思维。当医疗保健系统致力于标准化实践时，这可能会很困难，因为标准化实践减少了将患者视为人的机会（McCormack et al., 2013）。你需要准备好利用所拥有的时间来认真倾听他人的声音——无论是患者的还是工作人员的——并开发出赋权性的解决问题的方法以支持积极的工作方式。用心倾听包括以下内涵（Egan, 2014）:

1. 持有积极的态度，表明对对方潜力的信任；

2. 关注、观察和倾听，表明你和某人"在一起"——这可能被称为同情；

3. 通过深思熟虑地寻找意义来处理所听到的内容；

4. 意识到内心深处的对话，审查潜在的行动或假定的障碍。

这样做需要专注于与他人一起寻找解决方案，而不是停留在他们可能无能为力的问题上。以解决方案为中心意味着以不同的方式解释事物，强调积极的因素，比如从人们的生活中挖掘优势和资源，以实现他们的目标（Lynch et al.，2008）。探究的核心是人而不是问题。个人的想法、语言和专业知识具有优先性，他们与人相处的方式是主动的，而不是被动的（McAllister，2007）。对于这种思维方式，你需要运用想象力、创造力以及推理能力。服务对象的动机可能会增加，因为在制订计划时，你是在强化他们的优势，而不是强调他们的缺点。通过这种方式，个人和卫生专业人员都承担起了尝试创造性解决方案的责任。思考下面的案例情境，回答后面的问题，以帮助你制订一些以人为本的实践解决方案。

（一）案例情境

海伦（Helen）头发的解决方案

海伦是一名心理健康护士，在一个照顾老年人的部门工作，其中许多老年人患有认知症。上周，她将朱妮（June）收治入院。朱妮一直独自生活，邻居们尽其所能帮助她，因为她的家人都去世了。然而，当她到来时，却看起来很不整洁，头发打结得厉害，衣服也很脏。海伦温柔地把朱妮安顿在病房里，给她一杯热饮，让她做自己想做的事情。很明显，朱妮已经存在定向障碍了。

这周，朱妮看起来更安静了，但一旦有人试图靠近她给她梳头，她就开始尖叫，并变得焦躁不安。海伦和朱妮坐在一起，问她是否喜欢去理发店。朱妮开始说起她十几岁的时候梳着蜂巢式的发型，得到男孩们爱慕的目光。头发是她的骄傲和快乐之源，直到家里发生了一场火灾，她受了重伤。她记得自己头发被烧掉的样子有多可怕。花了好几个月时间她的头发才重新长出来。她不喜欢别人碰她的头发！

海伦问朱妮是否有她蜂巢式发型的照片。朱妮说她包里有一张小的照片。海伦和朱妮一起欣赏照片。海伦说她认识一位叫莫林（Maureen）的女士，非常擅长做发型设计，并问朱妮是否想见见她。朱妮含糊地说："也许可以吧。"海伦安排莫林周末过来，并要求莫林先向朱妮展示她可以为海伦做什么发型。海伦注意到，从莫林开始给自己做发型时，朱妮就产生了兴趣。莫林做完头发后，海伦问朱妮是否需要莫林帮她做发型，以及她想做什么样的（发型）。朱妮的反应很积极，莫林轻轻地解开了朱妮头发上打的结，为她做了一个可爱的发型。最后，海伦和朱妮比较了她们的风格，一起开怀大笑。

（二）案例分析

1. 海伦的护理服务与我们在本章中讨论的照护有何异同？

2. 海伦所做的与你可能采取的做法相比如何？

3. 如何培养与人合作解决问题的创造性思维？

参考提纲见本章末。

实践活动 1.5　评判性思考

回顾一下 6Cs 策略，然后阅读本章的案例情境。在案例情境中，你能确定哪些非常明显的 6Cs 策略？

参考提纲见本章末。

章节概要

本章探讨了 6Cs 策略和以人为本的价值观、信念与职场文化的概念，并探索了更积极的、鼓励动机和协作的与人合作的方式。通过这些实践活动，你将有机会明确自己的价值观和信念、文化的定义，从而帮助你了解如何采纳 6Cs 策略并促进以人为本的实践的发展。

实践活动的参考提纲

实践活动 1.1 反思（第 13 页）

你可能已经思考过专业人员在日常工作中如何表达关怀、对患者/照护对象的同情和尊重，并有一些具体的例子。你可能还想过写一首诗或一段描述来表达这一点。

实践活动 1.4 评判性思考（第 18 页）

你可能认为文化意味着共用一套行为准则或以与他人相似的方式看待事物。以动物来形容文化的例子可能是"雄狮文化"，这种文化中工作人员在保护和支持他们所关心的人方面无所畏惧。你的文化可能是一辆"福特蒙迪欧"（不特别但可靠，总是能完成工作），或一种颜色，比如蓝色（每个人都是沮丧或消沉的）。

当你在搜索引擎上搜索"文化"这个词时，可能会发现它有多种含义，比如"一群人，他们有共同的特征并根据特定的假设行事"。对文化形成影响最大的往往是领导者，他们为其他人设定基调，或者可能是最直言不讳的人，他们总是影响其他人的想法和行为方式。

你列出的好的文化的属性可能包括自我意识、角色和优先事项的清晰度、对行动后果的洞察力、给予和接受有效的反馈、高度挑战和高度支持、团队合作和开放的沟通。不好的文化的属性列表可能包括单打独斗式工作、角色不清晰、优先级不明确、沟通不畅、很少或没有反馈、高挑战和低支持。

案例情境：罗伯对职场文化的观察（第 18 页）

罗伯很可能观察到了不同的人受到的欢迎程度不一样，这反映了病房团队成员对他们的看法。他还可能观察到对患者和工作人员使用了不是以人为本的语言，以及以任务为基础的护理方法和护理讨论。这表明，无论病房的理念是什么，患者和工作人员所经历的照护都不是以人为本的。因为从员工休息室的谈话中感受到一些社会化的影响，罗伯很可能会感到不舒服，现在他必须表明他不想被社会化成像这个群体那样思考。另一方面，他也不想学习马丁的工作方式，他对采用以医疗和任务为导向的照护模式感到不舒服。在向马丁提供反馈时罗伯可能会感到不舒服，因为他可能会觉得自己不真诚。罗伯可能会以一个局外人的观察视角来呈现他的反馈。这种方式下，他可能会将自己定位为一位更中立的患者角色。

案例情境：海伦头发的解决方案（第 21 页）

海伦的照顾是建立在将朱妮作为一个人进行了解的基础上——以人为本——通过谈论朱妮能记住的生活领域来实现的。我们不知道这个部门的文化是什么，也不知道海伦的价值观是什么，但她愿意花时间去了解朱妮，这一事实表明，这个部门的文化可能支持以人为本的工作方式，海伦的价值观是尊重人。你可能更习惯于以任务为基础的照护计划，这些计划主要以生理需求为中心，或者你可能非常熟悉与他人一起制订解决方案。培养创造性思维的方法是一场冒险，就像海伦在询问朱妮以前的理发经历时所做的那样。通过这样温和的试探，可能会产生一些有创造性的解决方案。

实践活动 1.5 评判性思考（第 22 页）

第一个涉及艾拉和曼迪的案例情境展示了照护和沟通的使用。罗伯的案例展示了承诺和勇气。海伦和朱妮的案例情境展示了承诺、同情心和创新的勇气。

拓展阅读

1. Francis，R（2013）*Report of the Mid Staffordshire NHS Foundation Trust Public Inquiry*：*Executive Summary*. Available at：www.midstaffspublicinquiry.com/sites/default/files/report/Executive%20summary.pdf
关于斯塔福德郡中部医院（Mid Staffordshire Hospitals）信任危机的官方报告。

2. Keogh，B（2013）*Review into the Quality of Care and Treatment Provided by 14 Hospital Trusts in England*：*Overview Report*. Available at：www.nhs.uk/NHSEngland/bruce-keogh-review/Documents/outcomes/keogh-review-final-report.pdf
在弗朗西斯报告之后，由时任英国首相下令撰写的报告，该报告调查了 14 家死亡率高的医院。

3. Kitwood，T（1997）*Dementia Reconsidered*：*The Person Comes First*. Milton Keynes：Open University Press.
关于认知症患者照护的核心阅读文本。

4.Manley，K，Sanders，K，Cardiff，S and Webster，J（2011）Effective workplace culture：

the attributes, enabling factors and consequences of a new concept. *International Practice Development Journal*，1（2）：Article 1.

一篇关于职场文化的长期行动研究报告。

5. Price，B（2022）*Delivering Person-Centred Care in Nursing.*（2nd edn）. London：SAGE.

这是一本名副其实的书，值得一读。

6. Rosen，M（2021）*Many Different Kinds of Love：A Story of Life，Death and the NHS.* London：Ebury Press.

一名COVID-19幸存者和照顾他的国立卫生系统工作人员的故事——从患者的角度看待"以人为本"的照护。

第2章
患者评估中的护士角色

译者：袁媛

基于《未来护士：注册护士的能力标准》，本章将介绍以下宗旨和能力标准：

宗旨 3：评估需求并制订护理计划

在申请注册时，注册护士应当能够：

3.4 理解并应用以人为本的护理方法，在与照护对象及其家属、社区和各年龄段人群共事时，能够共同评估、计划、决策和设定目标。

3.5 准确处理评估过程收集的所有信息，以明确个性化护理需求，并制订以人为本和基于证据的护理干预计划，从而实现商定的目标。

宗旨 4：实施及评价护理

在申请注册时，注册护士应当能够：

4.1 理解对照护对象来说什么是重要的，运用这一知识确保满足他们对安全、尊严、隐私、舒适和睡眠的需求，从而为其他护士树立榜样，提供以人为本和基于证据的护理。

章节目标

通过本章学习，你将能够：

1. 确定护士在患者评估中的角色，并论述为何护士的角色如此重要；

2. 描述四种认知方式和真理的本质；

3. 应用 Standing 的认知续线理论，并确定其与护士和患者评估的关系；

4. 了解刻板印象的影响。

一、引言

（一）案例情境

泰勒（Tyler）先生的犬咬伤

泰勒先生养了许多大型犬。最近，当他在后花园里试图分开一群打架的狗时，其中一只狗咬了他的左手。泰勒去了当地的轻伤科进行伤口清洗和包扎，还接受了破伤风加强针和一个疗程的抗生素治疗。

你正跟着负责伤口检查以及必要时延续包扎处理的社区护士实习。当泰勒来就诊时，你看到他有很多体环和文身，并穿着一件死亡金属风格的 T 恤，你有些被吓到。社区护士清理伤口之前，必须先去除旧敷料，因为它们看起来很脏。社区护士询问泰勒做了什么使得伤口敷料这么脏，这让泰勒有些生气。社区护士试图通过解释让他平静下来。她说，在未明确泰勒的需求之前，她无法提供任何可能的解决方案来保持伤口敷料的清洁。泰勒表示，他是一名摩托车修理员，需要双手同时工作，而且因为有很多修理任务所以不能休假。社区护士建议他在工作时戴上手套，并告诉他在哪里可以购买，还强调了保持伤口及敷料清洁对伤口愈合的重要性。她解释说，因为泰勒仍在使用受伤的手，伤口愈合将需要更长的时间。当你事后问社区护士她是否感到害怕时，她告诉你理解他人处境的重要性。她的首要任务是评估个人的需求，而不是强加一个看似理想的解决方案。

（二）案例分析

上述案例强调了 6Cs 中的"勇气"的重要性——你应直面恐惧并专注于个体本身（回顾 6Cs，请参阅第 1 章）。

在上一章中，你已经围绕"以人为本"探讨了自己的价值观和信仰。我们的价值观也可以为本章"患者评估"提供部分框架。在 NMC 制订的《护士、助产士和助理护士的职业实践和行为准则》[1]（NMC，2018b）中，明确规定了护士在其专业工作中应具备的价值观。护士个人的价值体系来源于其不同的文化背景，认识到这些态度和信仰的起源，以及它们对你看待事物的方式，尤其是对患者评估方式可能产生的影响是很重要的。

上述案例强调：他人的穿着和行为举止所表现出的价值观和信仰可能与你所持有的不同，这可能会给你带来挑战，甚至有些令你生畏。你的感受不仅会影响你的行为，影响你评估患者的方式，还可能影响评估的时间。正如案例中指出的，护理工作中很重要的一点是，护士和患者共同制订护理计划。要想达成这一目标，

[1] 英文原文：code of professional standards of practice and behaviour for nurses，midwives and nursing associates。

最重要的是在评估时，关注患者的健康需求，而不是关注他们是谁或他们的信仰是什么。本章将探讨可能会促进或阻碍有效患者评估的因素，以及如何在你现有知识和技能（不管是在护理领域或是其他领域学到的）的基础上发展你的患者评估技能。本章将首先厘清患者评估的定义与内涵，然后继续探究态度、信仰和刻板印象是如何影响到患者评估的准确性，以及如何平衡主观评估和客观评估。

二、患者评估

正确的患者评估是对患者心理、身体、社会、文化、精神和个体需求进行**整体**评估的过程，也是明确患者对于希望通过何种途径满足这些需求的过程。如果不能正确识别和回应患者需求，则会导致这些需求得不到满足，甚至照护失败（McCormack and McCance, 2016; Wilson et al., 2018）。这将对患者造成不利影响，并可能对照顾患者的卫生专业人员（包括你自己）的工作带来损害。例如，你可能无法通过注册护士考核方案中要求的评估实践技能部分。在患者评估中，有一点很重要，就是在确定患者需求时，要考虑患者的**生活实际**。生活实际是指患者所处的历史、文化、人际关系和处境（West et al., 2007）。下面这个案例将有助于你理解这些观点。

（一）案例情境

格拉汉姆（Graham）的病房实习经历

格拉汉姆正处于注册护士预备课程的第二年，目前在糖尿病专科病房实习。萨姆（Sam）是一名法律专业的学生，他最近被诊断出患有糖尿病，一直在努力控制血糖水平。格拉汉姆的实习导师布雷特（Brett）要求他完成萨姆的入院评估。

格拉汉姆在见萨姆之前查看了他的病历，发现他在过去几天里有两次低血糖发作，最近一次还引起了一场紧急意外情况。

格拉汉姆询问了萨姆的病史以及他对糖尿病知识的了解情况。他发现，萨姆是一名素食主义者，并且之前他从营养师那里得到过建议。格拉汉姆由此推测，萨姆应该知道自己哪些食物可以吃，哪些食物要当心。萨姆告诉格拉汉姆，他最近刚参加了考试，他认为这可能是自己低血糖发作的原因，因为考试的压力影响到了他的饮食习惯。

格拉汉姆完成了评估，并在病史的基本资料部分记录了萨姆是素食主义者。他很高兴完成了文书工作，并告诉布雷特已经为萨姆办理了入院，但并没有强调萨姆最近面临的压力以及饮食习惯紊乱的情况。

（二）案例分析

实践活动 2.1　评判性思考

在上述案例中，格拉汉姆未将萨姆的压力和饮食习惯紊乱记录在评估报告中，这对格拉汉姆、布雷特和萨姆将可能产生什么影响？上述场景与 6Cs 有何关联？

参考提纲见本章末。

正如上述案例所强调的，与患者一起进行评估（而不是对患者进行评估）的方法更可取，这种包容性的做法更能获得患者的支持，以获取更准确的信息。不仅如此，由此得到的护理计划结果也更有可能符合患者的实际需求。这种评估就是"以人为本"的评估，因为它不仅考虑到了患者的意愿，还考虑到了患者的生活实际，包括构成患者日常生活的所有元素：相关的家人/朋友、日常活动、喜好和兴趣。诺伯格·博森（Norberg-Boysen，2017）在院前非急诊科室针对患者信任开展的一项研究发现，医务人员对患者生活实际的关注将有助于提升患者对医务人员和照护环境的信任。大部分护士认为，这种信任会在频繁的护患互动中自然产生，但实际情况正好与之相反。

正如上述案例所强调的，如果病史中能增加有关萨姆最近的压力和饮食习惯改变的信息，可能更有助于扩大对其需求的评估范围，以及更有针对性地使用（医疗护理）资源。评估的目的是确定患者需要什么治疗、服务或护理，但更重要的是，患者是否也想要这些治疗、服务和护理（Field and Smith，2008）。从格拉汉姆的表现看来，他更关注完成萨姆的入院接诊和入院评估文书，而不是萨姆说了什么。下面将介绍护士在患者评估中的角色。

三、护士在患者评估中的角色

进行患者评估需要护士运用不同形式的知识。卡珀（Carper，1978）将护理中需要用到的"认知方式"定义为经验、美学和伦理学。从本质上讲，这意味着基于证据的知识（经验）应该用于支持患者评估，但借助关怀行为与患者建立照护关系（美学）同样重要，并且同样需要以道德行为为基础。皇家护理学院认为，试图界定护士使用到的知识是一项复杂的任务，且不一定有意义，因为护理知识（经验）是不断发展的（RCN，2003）。2009年，穆尔（Moule）和古德曼（Goodman）认为护理知识是"基于多方面的证据"，包括"来自科研学术（研究和效果评价）、经验和个人的理解"。

对于护理知识的最新定义是（Sakamoto，2018，e12209）：

护理知识的特点在于内容和形式的多样性，它是所有护士工作的基础，无论在任何护理领域。

从这个角度来看，护理知识同时来源于理论和操作实践，包括社会心理、文化因素以及实践过程本身。简单化地应用整体理念的危险之一，即不考虑各种认知方式的整体（护理）实践，护士限制了自己对实践的感知和理解（Stiles，2011），进而限制了能为患者提供的护理。作为护理程序的一环，患者评估也需要护士利用专业知识，能够在评估过程中发现哪些（评估）是有用的，哪些（评估）是不太有用的。对这一过程的反思，将有助于丰富你的专业知识底蕴，强化你的专业实践能力。

为了让患者能够做出适当的反应，你必须明确评估的重点。这需要你首先了解自己对评估和对患者的感受，因为这些感受会影响评估过程，并通过你的肢体语言表现出来。下述案例为你提供了一个例子，即护士在评估患者需求时需要控制自己的个人感受。

（一）案例情境

瓦内萨（Vanessa）实施的儿童评估

瓦内萨正在接受第一年的儿童护理培训。她和她的实习导师米娜（Meena）在一家急诊医院的儿童病房工作。瓦内萨之前已学习过如何进行初步的入院评估，今天她在督导下完成了这项工作。

艾米丽（Emily），5岁，从自行车上摔下来导致手臂骨折，正在急诊科接受治疗。急诊护士私下告诉米娜和瓦内萨，有人怀疑这次摔倒可能不是意外。瓦内萨先询问了艾米丽的感受，而后在询问艾米丽妈妈相关的评估问题时，瓦内萨发现很难与她保持眼神的交流。艾米丽的妈妈总是回答得很简短，甚至有好几次米娜不得不加入谈话以了解更多信息。评估结束之后，米娜同瓦内萨讨论了她对此次评估过程的看法。瓦内萨说，她觉得自己似乎已经掌握了相关信息，但很难与这位母亲展开交谈，因为她总会不停地去想艾米丽摔断手臂的可能原因。米娜解释道，（在这过程中）她观察到瓦内萨表现出来的非语言交流信息（如肢体语言）流露出她对艾米丽妈妈的负面判断，这反过来加重了这位母亲对评估的抵触，从而影响了患者评估的质量。米娜强调，护士为了获得必要的信息并给予公正的照护，有必要压抑自己的个人情绪。瓦内萨承认要做到这一点并不容易。

（二）案例分析

实践活动 2.2　反思

回想你在既往护理实践活动中，难以为患者提供公正护理的情况，或难以与患者的家人或陪同人员交谈的情况，并列出一个清单。现在反思一下你为什么觉得照护他们很困难。针对这种情况，请查看《护士、助产士和助理护士的职业实践和行为准则》是如何规定的，护士应该怎么做？

结合你的经历和上述案例，想一想6Cs要素中哪一个和这些案例最相关，哪一个最不相关。

尽管此项活动是基于你的个人经验，但在本章末尾我们仍提供了参考提纲。

上述案例说明，个人感受有时会影响我们的判断，而（在评估前）先控制自己的感受和行为很重要。完成实践活动2.2将帮助你反思遇到不同患者时自己的一些感受。

你的经历，或是身边人的经历很可能会影响你列出的清单。例如，你清单中的案例可能包括那些实施家庭暴力或其他虐待行径的人。认识自己的反应是能够处理他们的重要第一步，尤其是在许多情况下，我们最初对某人的怀疑可能是错误的。把 6Cs 放在你思考的最前面，了解《护士、助产士和助理护士的职业实践和行为准则》（NMC，2018b）中相关内容，可以帮助你反思自己的反应，并做出积极回应。

如果你有很多患者需要照护，你还需要根据临床重要性考虑评估的优先级（Sully and Dallas，2010），而不是根据自己的偏见作出反应，或者做出草率的道德判断（Hill，2010）。优先排序存在道德因素，如果不能正确处理，可能会对患者产生不利影响，且导致护士出现道德困境并因此痛苦（Suhonen et al.，2018）。护士确实需要对照护需求做出判断，但不应该对人做出判断，因为这些判断可能基于假设，因此会影响患者评估的准确性。护士在患者评估中的角色是与患者合作，确定他们的护理需求和偏好，并代表其他参与患者照护的专业人员收集信息。

四、准确的患者评估的重要性

准确的患者评估对于制订出能满足患者需求的合理的护理计划具有重要意义。为了实施准确的患者评估，你可能还需要使用评估工具（例如伤口评估工具或压疮创面评分系统）。这些工具的使用，能帮助护士将重要的主观信息与客观数据相结合，从而对患者需求做出更准确、可靠的评估。你可以在第 4 章中查阅到更多关于如何使用主观和客观信息的内容，在第 5 章中查阅更多关于评估工具的内容。本节将结合下述案例阐述患者准确评估的重要性。

（一）案例情境

穆斯塔法（Mustafa）的评估

穆斯塔法，88岁，最近行动不便，由他的女儿在家照顾。在最近的一次摔倒后，他对自己独立活动失去信心，便成天躺在床上。结果，他的骶骨处皮肤出现了压疮。社区护士卡塔琳娜（Katarina）负责照顾他。因为卡塔琳娜下周要休假，穆斯塔法的女儿注意到穆斯塔法变得有些不安。

卡塔琳娜知道穆斯塔法不喜欢（人员、习惯、方案等的）改变，她积极地确保接手照顾穆斯塔法的同事们也能运用同样的护理方案。因此，她仔细记录了压疮评分和影响因素，以及伤口敷料的使用情况。征得穆斯塔法的同意后，她还拍了一张（压疮创面的）照片以协助评估，以便使所有的评估都可以有主观和客观依据。

加比（Gabby）接替卡塔琳娜来照顾穆斯塔法，但穆斯塔法不怎么搭理加比，经常拒绝与她合作。加比不得不打电话给另一位护士法蒂玛（Fatima），请她来帮忙。法蒂玛在第三天更换了压疮敷料，基于主观的视诊评估，法蒂玛认为创面看起来正在好转。她记录下创面的改善情况，并将这个消息告诉了穆斯塔法，穆斯塔法为此感到高兴。

当卡塔琳娜度假回来时，穆斯塔法告诉她的第一件事是他的压疮创面有所好转。但当卡塔琳娜评估创面并将其与她之前拍摄的照片进行对比时，卡塔琳娜发现，创面的一个边缘实际上已经扩大了。卡塔琳娜左右为难，她不知道该如何向穆斯塔法解释，又不影响到同事。

（二）案例分析

> ### 实践活动 2.3　评判性思考
>
> 针对上述案例，你认为还有谁应该参与穆斯塔法的护理，他们应重点评估什么内容？向你的带教老师询问你所在的实习单位的创面专科护士是谁，请教他们使用何种评估策略。
>
> 6Cs 中哪一个要素与上述案例最相关，为什么？
>
> 参考提纲见本章末。

上述案例强调，要尽一切可能，客观、准确地评估（病情）变化，这有利于制订合理的治疗方案和提供准确的信息，并准确地记录护理计划及过程。案例中，法蒂玛对穆斯塔法的评估是不完整的，因为她只基于自己的主观意见，没有参考伤口照片等提供的客观信息。因此，虽然创面看似有所好转，但她给穆斯塔法的信息是不准确的。任何创面的评估都应该包括伤口基底状况、创面大小和其他因素，比如是否有坏死组织或肉芽组织。准确的患者评估，需要确保全面地收集资料，并且尽可能有客观资料。这可能涉及其他领域的专业人员，他们可能对所需的评估有不同的看法，但他们对问题的全面评估具有重要作用（Kara et al.，2018）。完成实践活动 2.3 将帮助你厘清哪些其他领域的专业人员可能需要参与到穆斯塔法的护理中，以及这些人员的加入，将如何有利于更全面、整体地评估。

完成实践活动 2.3 不仅可以帮助你确定参与穆斯塔法护理的其他领域专业人员，还可以证明在制订护理计划前整合不同观点的重要性。在一篇关于多学科团队合作护理老年患者的文献综述（Tsakitzidis et al.，2016）中，明确了多学科团队合作的益处：

1. 提高专业满意度；

2. 提高患者满意度；

3. 提高照护质量；

4. 降低死亡率。

要让患者确信他们的需求得到了准确恰当的评估和沟通，让他们体验到无缝连接的照护是很重要的。在穆斯塔法的案例中，这意味着要使用经过校验的标准化的方法，以及照片反映出的客观信息来评估或治疗伤口。大多数医疗和社会照护机构都采用了特异性评估工具，并将其纳入患者评估的文件中。这些工具通常通过科学研究研制，反过来又为指南和机构政策提供信息。不同机构会采用不同的创面评估工具，但这些工具通常都会考虑创面大小、伤口基底和周围皮肤情况、是否有渗出物或出血、疼痛程度以及在人体图谱上标注的伤口位置（Dougherty et al.，2015）。上述案例强调，专业人员需要承认他们对于信息的理解存在差异，并向患者解释他们之所以要寻求某些途径去获取信息是因为专业人员获取信息的方式存在不同。

五、处理现实情况的四种方式

医疗护理实践具有不确定性，因为我们面对的是独特的个体，而他们并不总是以我们期望的方式作出反应。对医疗卫生从业者来说，很重要的一点是，我们能够建设性地处理这种不确定性，从而让患者信任我们。在工作时，我们通常利用自己掌握的知识来帮助我们做决定。吉拉德（Girard，2007）提出了认知的四个领域。表 2.1 列出了其与处理现实状况间的关系，采用约哈里（Johari）的视窗原则探讨我们目前已知的、无视的、尚未发现的以及其他还未意识到的领域（Luft and Ingham，1955）。

表 2.1　事实性知识的四个领域

已经认识到自己已知的事实 你可以使用的可获得的信息（例如患者的姓名、年龄以及健康问题）	已经认识到自己未知的事实 未知的信息，你知道自己需要了解更多（例如患者服用了什么药物 / 是否有过敏史）

续表

尚未认识到自己已知的事实 你已经掌握但在需要时才意识到的知识 （例如如何处理火灾）	尚未认识到自己未知的事实 你没有意识到自己需要并有待发现的信息（例如如何处理患者的不依从行为）

备注：约哈里视窗中加粗字体是认知的四个领域，未加粗部分字体展示的是该领域下处理现实情况的举例和说明。

　　能够识别事实性知识的四个领域是你理解自己如何思考，以及挖掘你可能没有意识到自己已经掌握的知识的重要一步。阅读下面的案例情境并完成实践活动2.4，找出你目前已知和未知的信息或知识，更重要的是，了解患者的需求并提供有效的护理。

（一）案例情境

霍顿（Haughton）的入院治疗

　　霍顿，男，60岁，是一位白血病患者，因发热（体温38.6 ℃）和恶心入院。两个月前他做了腹腔镜胆囊切除术。入院后，霍顿完成了抽血、腹部X线检查，并开始接受静脉输注抗生素的治疗。10天后，霍顿被准予出院。

（二）案例分析

实践活动 2.4　反思

回顾霍顿的案例，试着按照表2.1中所示的四个领域分析你的知识。参考提纲见本章末。

霍顿的案例强调，患者可能同时存在多个问题，这使得对这些问题的评估和护理变得复杂。对于这些问题，虽然你可能已经有了一定的知识储备，但在某些方面仍有待进一步探索。你可能还需要了解（患者）不同问题之间是如何相互作用的。认识到我们的知识总有盲区，并且知道哪些领域是我们未知的，这对你在评估过程中了解自己以及了解需要做什么，具有重要意义。你可能会发现对于患者的状况以及该做什么决策，自己的知识还有所欠缺。你可能想要让其他人，比如你的带教老师或其他专业人士，参与到思考和决策的过程中。Standing（2023）的认知续线理论可能会为我们在实践中如何思考并做出决策提供一些思路（有关在患者评估中做决策的更多信息，参见第9章）。

六、Standing 的认知续线理论及其与患者评估的关系

在评估患者时做决策意味着要了解实践的证据基础。Standing 认为实践有很多种模式（2023），它们包括：

1. 直觉判断——感知患者的担忧和变化；

2. 反思性判断——时刻回顾和修改你的实践；

3. 患者和同行辅助判断——与患者和其他人达成共同决策；

4. 系统辅助判断——利用政策和评估工具；

5. 对经验和研究证据进行批判性审查——对你的经验和现有支持性研究的批判性评价；

6. 行动研究和临床审计——根据标准评估实践；

7. 质性研究——诠释患者体验；

8. 调查研究——利用某特定人群的证据趋势；

9. 实验研究——确定可推广的证据。

重要的是，你要知道自己在患者评估和护理计划中使用了哪些证据，以确保你可以向患者和专业人士证明自己所做的决定是合理的。这将在第 9 章进一步讨论，但现在我们将从一个案例情境和一个活动开始，帮助你评判性地思考自己目前的知识和技能。

（一）案例情境

莉莉（Lily）的肠道问题

莉莉，45 岁，最近一直有尿急和大便失禁的问题。在看了全科医生后，医生诊断她有肠易激综合征，因此作为治疗的一部分，医生把她转诊到膀胱与肠道专科护士尼基（Nicky）那里。在对莉莉的评估中，尼基记下了她的全部病史，并要求莉莉书写日志，记录自己的饮食、液体摄入量以及膀胱和肠道活动情况。她还给莉莉做了一个膀胱扫描，结果显示正常。尼基让莉莉根据布里托斯（Bristol）大便分类表，找出最符合她日常大便外观形态的一类。莉莉认为她的大便最符合 4 型和 5 型：光滑、柔软，有时过软。尼基建议莉莉减少水果的摄入，并告诉莉莉偶然发生大便失禁时的处理方法，并为她约好了六周后的复诊。

（二）案例分析

在这个案例中，膀胱与肠道专科护士尼基，通过与莉莉谈论收集了评估信息（证据），包括她的病史和饮食习惯，准确识别了莉莉的大便类型，通过检查排除了膀胱问题，并利用自己的研究和实践知识为莉莉制订了一个行动方案。在完成评估时，如果我们只是简单地对患者说"你不能再吃这么多水果了"，患者不情愿也是可以理解的，除非我们能提供证据来支持自己的建议。完成实践活动 2.5 将帮助你探索如何在自己的实践中使用不同的模式。

实践活动 2.5　反思

回想一下你上一次的实习和护理过的不同患者，想想在哪些情况下，你可以使用 Standing 认知续线理论（2023）中的某一特定模式进行评估。为什么这种模式与当时的情境特别契合？

虽然这个活动是基于你的个人经验，但在本章末尾仍提供了参考提纲。

通过借助评估工具你可以获得进一步的信息从而做出系统辅助判断，或者在与患者交谈时反思并调整自己的沟通方式。但我们往往会忽略，自己是如何将来自不同实践途径的所有知识整合在一起做出决策的。了解自己的这些思维过程很重要，这样我们就可以向患者（就像我们看到尼基所做的那样）和其他卫生专业人员解释，以证明我们提出的行动方案是合理的。有了合理、充分的证据，患者会更了解情况，从而更倾向于参与评估和后续治疗。也就是说，重要的是，要从患者告诉我们的信息以及我们认为重要的信息中，去认识到真相的本质。完成实践活动 2.6 将帮助你理解，我们在患者评估中寻找的真相的本质是：患者的需求以及帮助他们的最有效方法。

实践活动 2.6　反思

请思考你可能需要哪些不同形式的证据来评估患者并制订他们的后续护理计划。

参考提纲见本章末。

基于实践知识和政策背景，如何将患者的主诉与我们收集的其他方面的信息结合起来是很复杂的。我们的初步评估大多是基于患者主诉，但他们可能不明白，

一个对他们来说轻微的症状就有可能帮助护士评估其照护需求。

七、真相的本质

（一）案例情境

露西（Lucy）的痛苦经历

露西是一名存在学习障碍的女性，居住在辅助生活社区（assisted living setting）。她抱怨自己在月经期间胃痉挛，而护工通常给她服用扑热息痛。露西因一次小手术住进了当地医院，有一个护工陪着她，但不能时刻待在她身边。疼痛发作时，露西感到很痛苦。病房工作人员试图安抚她，但无济于事。医生给露西开了止痛药，但次数不多，因为他们认为烦躁属于疼痛引起的正常表现。工作人员使用的疼痛评估工具只在儿童中被验证过。露西承受了不必要的痛苦，因为工作人员不相信她，而只是基于对她的假设提供照护。

（二）案例分析

露西的案例强调，我们可能会用自己的疼痛经历或行为规范来解释别人的经历，而不是从他们的角度去接受事实，我们可以将这种行为理解为刻板印象。麦卡弗里（McCaffery，1968）说过："痛苦是体验者所说的一切，无论体验者说什么，那就是痛苦。"这句话说明，人们以不同的方式体验和表达痛苦。护士的角色就是接受这一定义，而不是带着评判或先入为主的想法去判断疼痛是什么或不是什么。

这个案例未能遵循 6Cs 中的三个要素：沟通、关怀和能力。护士们没有与露西进行有意义的沟通，没有充分地缓解她的疼痛，这是失败的护理，表明他们缺乏从露西的角度理解疼痛的能力。

真相是由我们基于自己的价值观和信仰，基于他人以及我们认为他们有多大的影响力，以及整个社会来决定的。例如，那些被认为身居要职的人，诸如医生，他们对真相的看法就可能不会被质疑。在心理护理中，当许多患者有异于寻常的体验时，我们可能会质疑它的独特性。因此，真相在本质上仍然是试探性的、不确定的和主观的。有时，当真相被认为是另一个人所表达的那样时，主观想法就会被忽略，从而削弱了审视个人体验的能力（Frosh，2002）。这意味着，如果专业人士将自己对患者体验的理解强加给患者，患者就不太可能告知他们的真实感受，而只会听从专业人士的建议。基于这种有漏洞的观点做出的决策会受到影响，也难以符合患者的最大利益（无论患者如何定义这些利益）。

八、刻板印象

刻板印象是一种借鉴既有经验来指导我们对事物和人进行分类的方式，这比形成新的类别要快（Goodman and Clemow，2010）。也就是说，我们根据既有经验或假定的偏见，把人归入我们认为与他们相似的那一类别。刻板印象的不良影响就是对他人做出可能不太准确的假设。我们基于个人价值观、信仰和经历形成刻板看法，而这可能与患者、同事和同龄人有关。例如，如果我们看到一个男人衣衫褴褛地在街上走来走去，我们会认为他喝醉了，尽管有很多原因可以解释为什么有人会那样走路（例如，他们可能患有多发性硬化症，抑或是正好糖尿病低血糖发作或头部受伤）。正如露西的案例所强调的那样，刻板印象同样会导致我们对某人为什么会以某种特定的方式行事做出不准确的假设。如果卫生或社会保健专业人员基于这样的假设工作，患者的评估不仅会受到影响，而且评估结果可能会非常不准确甚至是危险的。完成实践活动 2.7 将帮助你检查自己可能对别人存在刻板印象的情境。

实践活动 2.7　反思

想想最近一次你认为自己或其他人可能对某人存在刻板印象的实践经历，并思考以下问题：

1. 为什么你认为那个人遭受了刻板印象？

2. 刻板印象的结果是什么？

3. 哪些经历可能导致了对你这个人的刻板印象？

由于这个活动是基于你的个人经历，因此在本章末尾没有参考提纲。

你可能会通过情境规范，例如在课堂上或在职场中该如何表现，以及对特定角色的期望形成刻板印象（Goodman and Clemow，2010）。你可能会假设某人正处于某种特殊情境，因为你以前见过类似的情况——这本身就是一种刻板印象，因为我们正在利用"以前对这类事件的经验"来指导我们的思维。这种刻板印象，或者更恰当的分类，并不总是一件坏事：例如，它使专业人员能够在紧急情况下迅速而可靠地做出反应。然而，如果刻板印象减少了他人的选择，这一作用则毫无助益。我们需要斟酌自己的价值观和反应，调整自己的职业行为。

九、小节

完善的患者评估是护士的目标，因为要提供良好的护理，我们需要对患者有更多的了解。我们只能通过获取和运用我们掌握的所有相关证据来做到这一点。

这种收集信息并对其做出反应的过程被称为归纳，也就是说，在这个过程中，护士让证据引导他们得出结论，而不是形成结论后寻找证据来支持它——后者有时被称为演绎推理（Creswell and Poth，2017）。然而，我们也认识到，护士和患者都是有自己的价值观和想法的个体，为了做出准确的患者评估和护理计划，需要整合这些价值观和想法。有时这可能很难做到，但在这个过程中，我们可以了解自己，让自己变得更专业。

章节概要

本章阐明了患者评估是什么以及为什么它很重要。本章还确定了一些对于有效的患者评估有利和阻碍的因素，特别是个人价值观和态度的影响以及 6Cs 的应用。章节中所包含的活动邀请你审视自己的价值观，因为在评估患者时你需要了解这些价值观所带来的影响。本章还介绍了 Standing 的九种实践模式（2023），帮助你思考如何证明自己的思维过程和决定是合理的。

实践活动的参考提纲

实践活动 2.1　评判性思考（第 21 页）

格拉汉姆没有充分考虑到萨姆说"严格的素食主义"的内涵，以及这在考试这段高压力时期可能会对他的糖尿病产生怎样的影响。萨姆可能需要进一步转诊营养师，也可能不需要，这取决于低血糖发作的确切原因。由于没有跟进这些信息，布雷特对这一问题负有责任，他的错误可能导致萨姆在离开医院时面临糖尿病管理不善所带来的进一步风险。萨姆对于如何控制他的糖尿病知识有限，也是因为格拉汉姆没有对他的饮食和压力管理进行充分的探究。这个案例强调了 6Cs 中"承诺"对个体的重要性，而不能仅仅是将评估作为一项任务去完成。

实践活动 2.2　反思（第 34 页）

你的列表中可能包含以下内容：

1. 酒后驾车；

2. 吸毒者；

3. 恋童癖；

4. 强奸犯；

5. 凶手；

6. 恐怖分子。

《护士、助产士和助理护士的职业实践和行为准则》（NMC，2018b）中明确规定：所有护士都必须将人视为个体。这意味着你必须：

1. 善待、尊重和具有同情心地对待所有人；

2. 避免臆断，承认多样性和尊重个人选择；

3. 在任何时候都要诚实正直，公平待人，不歧视、不欺凌或不骚扰；

4. 任何时候都要意识到你的行为会如何影响他人的行为。

6Cs 中的"同情心"在这里是最相关的，因为它表明与他人在一起时，要尝试去辨别他们的需求而不是评判他们。

实践活动 2.3　评判性思维（第 37 页）

参与穆斯塔法护理的其他人可能包括他的全科医生，他将持续观察穆斯塔法的压疮愈合情况。穆斯塔法也可以由营养师评估他的营养需求和偏好，还可以由造口专科护士专门监测伤口及愈合情况，并就伤口敷料的选择提供建议。多学科会诊将有助于整合这些评估过程，但在社区更常使用的是整合后的全面说明。就法蒂玛如何评估穆斯塔法的压疮而言，6Cs 中的"能力"与本案例最相关。当然，穆斯塔法的护理中有一个因素可能需要重新讨论，那就是他害怕摔倒，也许有充足的理由把他推荐给社区理疗团队，帮助他重新站起来。

实践活动 2.4　反思（第 39 页）

你知道霍顿的年龄、他入院时的情况、腹腔镜胆囊切除手术史和发热症状。你知道自己尚不清楚他的日常用药情况、过敏史、白血病的类型、治疗史以及发热是由白血病还是之前手术引起的。你没有意识到自己了解血液的成分及其作用，并且你可以将其与白血病可能给霍顿先生带来的影响联系起来。你没有意识到自己不知道的知识很可能与霍顿先生的治疗反应有关，由于他患有白血病，他的病情或护理的任何其他方面也都是你没有想到的。

实践活动 2.5　反思（第 42 页）

你可能会通过直觉进行判断，例如当你进行评估时意识到患者很沮丧并试图理解他的反应。与此同时，你可能会思考自己与患者的沟通（6Cs 之一）以及说话的语气如何让患者向你敞开心扉。你需要根据患者告诉你的信息来解读他 / 她的经历。你可能需要就评估或护理计划流程咨询你的带教老师，并确认患者是否同意你的计划。使用评估工具，如 Bristol 大便分类表，可能会帮助你收集准确的细节，并以此为基础做出临床判断。当更广泛地评估你的实践经验时，比如你的系列照护服务经历，你可能会思考自己的实践是如何遵循 NMC 标准和 6Cs 的，以及你的实际行为是以什么作为支撑的。

实践活动 2.6　反思（第 42 页）

你的证据可以包括：

1. 患者讲述的关于需求或问题的故事 / 病史；

2. 护理观察；

3. 评估工具的结果；

4.同行辅助判断，如与实践导师讨论或多学科会议的结果；

5.研究结果；

6.政策和指导方针。

拓展阅读

1. Goodman，B and Clemow，R（2010）*Nursing and Collaborative Practice*：*A Guide to InterprofessionalLearning and Working*（2nd edn）. Exeter：Learning Matters.
这是一本有助于理解专业人士的价值观是如何影响他们对待患者和彼此的方式，并指导他们如何更协同地工作的书。
2. Standing，M（2023）Clinical Judgement and Decision-Making in Nursing（5th edn）. London：SAGE.
本书介绍了决策理论及其与护理实践的相关性。

第 3 章
理解患者信息

译者：杜艳玲，张琳苑

基于《未来护士：注册护士的能力标准》，本章将介绍以下宗旨和能力标准：

宗旨 1：成为一名负责任的专业人员

在申请注册时，注册护士应当能够：

1.11 利用各种技巧和策略，与同事和照护对象进行有效沟通，包括各年龄段以及面临各种心理、身体、认知和行为健康挑战的对象。

1.13 具备技巧和能力与照护对象及其家属、照护者、同事建立恰当关系并对关系进行管理和维持。

宗旨 2：促进健康、预防疾病

在申请注册时，注册护士应当能够：

2.9 使用适当的沟通技巧和基于优势的方法，支持和帮助照护对象在应对健康挑战时做出照护知情选择，旨在其受能力减退、疾病和残疾限制时尽可能拥有满意和充实的生活。

2.10 以易于理解的方式提供信息，帮助照护对象理解其健康状况、生活选择、疾病和照护并做出相关决定。

宗旨 3：评估需求并制订护理计划

在申请注册时，注册护士应当能够：

3.5 准确处理评估过程收集的所有信息，以明确个性化护理需求，并制订以人为本和基于证据的护理干预计划，从而实现商定的目标。

宗旨 4：实施及评价护理

在申请注册时，注册护士应当能够：

4.2 适时与照护对象合作，鼓励共同决策，以支持照护对象及其家属、照护者进行护理管理。

4.3 具备相应的知识、沟通技巧和人际关系管理技巧，在各种护理干预前、中、后，向照护对象及其家属、照护者提供满足他们需求的准确信息。

章节目标

通过本章学习，你将能够：

1. 区分不同类型和形式的信息；

2. 确定信息收集的不同方式；

3. 区分护士和其他专业人员在收集患者信息方面的角色；

4. 辨识收集信息的时机和原因可能具有的挑战性；

5. 明确如何根据评估获得的信息确定护理计划的优先顺序；

6. 通过核对患者信息的准确性来理解这些信息的意义，并能够向他人解释。

一、引言

（一）案例情境

詹姆斯（James）最近一次就诊经历

詹姆斯，男，68 岁。在过去几年里曾因多种疾病入院治疗。他被送到你实习的病房，主诉为上腹部疼痛。詹姆斯有一份相当厚的病历，记录了他以前的检查和入院情况。在急诊科，詹姆斯接受了抽血、心电图、基线脉搏、体温、血压和血氧饱和度的检查。你的实习导师塔玛拉（Tamara）建议你与詹姆斯交谈，了解他的感受以及他对病情的认识。塔玛拉还要求你在她查阅病历和电脑中的血液检查结果时重复进行护理评估。詹姆斯告诉你，他以前接受过食管胃十二指肠镜检查，发现了一个小溃疡，詹姆斯认为这可能是导致他疼痛的原因。他还告诉你，他最近退休了，情绪低落，所以酒喝得比平常多一点。你的实习导师告诉你，他的血常规显示贫血，这意味着他的某个部位可能正在出血。但是，他的心电图结果提示正常。当你完成詹姆斯的护理评估时，你注意到他的心率有点快，这也提示着他的某个部位可能正在出血。随后，詹姆斯进一步接受了食管胃十二指肠镜检查，结果显示溃疡已扩大并出血。输血后，（医生）增加了詹姆斯的药物剂量，并建议他减少饮酒，之后詹姆斯出院回家。为了帮助詹姆斯应对退休后的孤独感，病房的社会工作者将他介绍给退休人员互助小组。

（二）案例分析

无论病史长短，当患者进入医疗与社会保健机构时，他们的各种信息都会被收集到。正如上述案例情境所指出的，需要快速准确地解释这些信息。对于实施患者全面评估的护士来说，需要注意詹姆斯的个人情况与他的健康问题之间的相互作用。护士的角色之一是通过与患者和其他人核对，理解这种多样性的信息，并在与患者一起制订适当护理计划时准确使用这些信息。在上述案例情境中，护士与詹姆斯核对了他对病情的看法以及病历中所记录的病史的准确性，然后将其与护理评估和检查结果相结合。作为学生，你需要收集相关的患者信息，通过确定其含义和重要性并与其他医疗专业人员交流来解释它。这对于发展与他人沟通的能力非常重要。

本章首先定义了患者信息，并确定了不同医疗保健专业人员在收集患者信息时承担的角色。本章对不同形式的信息进行分类，探讨不同类别的优缺点。接下来，本章讨论了开放式、封闭式、探索式和阶梯式等不同提问方法的适用性。同时提供了各种练习，以帮助你理解这些信息，思考信息收集过程中可能遇到的困难情况，区分护士与其他医疗保健专业人员的角色差异，学习如何分析信息并将分析结果应用于实践。在这些练习中，你需要反思对患者的评估过程。

二、患者信息

患者信息是所有与患者相关的信息。这包括个人一般信息如姓名、年龄和出生日期，以及与个人史、既往史和当前健康状况相关的信息。它由医疗保健专业人员收集，目的是帮助患者。不同实践领域所关注的信息不同，并以不同深度提取所收集信息中的元素。例如，比起普通护士，精神科护士可能更关注患者的心理和社会信息。因此，对于精神健康团队来说，与家族史、行为、情绪、心理状态、娱乐活动和人际关系相关的信息都特别相关和重要。作业疗法关注患者在日常生活中能够自己完成的事情，而物理治疗师关注的是与活动能力和身体活动相关的信息。但作业治疗师和物理治疗师这两个专业群体的共同兴趣点都是收集信息以支持患者康复。因此，患者的能力和偏好是主要关注点。社会工作者则考虑个体生活的社会环境，尤其是与易感性有关的社会环境。

医学的关注点是识别和解决健康问题，是一种被称为"**缺陷观**"的方法。如今，医生们越来越多地参与健康促进活动。由于护士与患者存在密切和经常的接触，他们能够帮助患者理解信息、为患者解释其不理解的专业术语。这包括倾听患者，收集其他人可能没有注意到的信息，以及观察那些不经常去访视患者的其他专业人员可能忽略的迹象，比如可能表示疼痛的面部表情。这种做法考虑了患者的观点，并在适当的情况下整合了各种专业意见，为实现更为**整体**的视角提供了机会。"整体"意味着涉及患者的完整观点。现在我们继续探讨不同类型和形式的患者信息。有关在不同护理环境中收集哪些信息，可进一步参阅霍罗威茨·琼斯和埃利斯的相关论著（Howatson-Jones and Ellis，2008）。

三、不同类型和形式的信息

最简单的信息形式可以分为主观信息和客观信息。这也可以与直觉思维相对应，与更理性和分析性的评估形式相对应（Standing，2023）。例如，在詹姆斯的案例情境中，通过护理评估、心电图和血液检查结果获得了客观信息，这提供了问题解决的生理视角。然而，同样重要的是詹姆斯传达的主观信息，包括他的感受以及他对病情的看法。通过一系列的询问，发现了他情绪低落和饮酒增加的其他重要信息。这个案例强调了同时使用两种类型信息的重要性，这有助于对正在发生的情况做到准确解读。

主观信息涉及患者对其经历和情况理解的描述。基于专业经验，解释技巧提供了另一种主观信息形式。例如，当患者描述疼痛体验时，你不仅会听取他们的描述，还会评估他们的非语言行为。很可能也会通过对正在发生的事情的直觉知识来筛选对患者疼痛经历的解释。

完全依赖主观信息的不足之处在于它是基于特定的经验，并通过所拥有的经验来解释，因此可能会忽略其他重要线索。客观信息主要是定量数据（可测量的数据），例如生命体征（脉搏、血压）和血液检查结果（不同血细胞和电解质的水平）。

完全依赖客观信息的不足之处在于它揭示了情况的变化，但不能确定为什么会发生这种变化以及它对患者的影响。客观信息的收集也常常不能识别与患者感觉和体验有关的主观症状。尽管存在一些试图帮助客观化症状的工具（如疼痛评估表），这些症状也只能通过询问来理解。

实践活动 3.1　反思

反思一下关于詹姆斯的案例情境。思考在患者评估中收集到的信息是如何做到既客观又主观的。

思考这些不同形式的信息是如何用于为詹姆斯提供干预措施的。
如果没有收集到所有形式的信息，可能会发生什么？
参考提纲见本章末。

表 3.1 列出了从患者和潜在来源收集的主要信息类型，但此列表并非详尽无遗。

主观信息和客观信息也可能以不同的形式出现：

• 重复收集信息——这通常来自家人、朋友或照护者，他们会强调并帮助详细阐述患者的病史（例如，患者接受了哪些检查以及他们被告知的信息）；

• 观察——这些信息是通过密切观察患者收集的（例如，注意患者呼吸的质量、患者的移动方式和患者的情绪）；

• 临床信息——这些信息来自患者的临床活动（例如，记录观察结果、包扎伤口和检查受压皮肤）。

一个好的患者评估包括收集主观和客观两种形式的信息，并使用你的感官：用眼睛观察患者的行为、动作和外貌；用耳朵听呼吸和患者真正在表达什么；用触觉感知皮肤所呈现的信息；用嗅觉感受气味（Howatson-Jones and Ellis，2008）。这些信息仍然是主观的（即允许患者解释），也依赖于护理经验，因此因人而异。整合客观信息以确认或否认从主观数据收集和解释中得出的结论非常重要。因此，在检查患者的受压皮肤时，可使用视觉观察以及更客观的 Waterlow 筛查工具，以评估视觉上无法看到的危险因素。以下两个案例说明了如果医疗保健专业人员不将主观与客观相结合，而只关注其中一个方面，将会发生什么。主观信息和客观信息分离可能导致不切实际的解决方案。

表 3.1　信息类型和潜在来源

完全主观	主观与客观相结合	完全客观
生平细节——通常来自患者本人，但如果他们在某种程度上丧失行为能力，则可从家人/朋友/照护者或书面资源中获得信息，这些信息不仅与患者的实际记忆有关，而且与他们对此的解释有关。 社会背景——通常来自患者，也常由家人/朋友/照护者和医疗保健专业人员评估（如作业疗法、社会工作者、社区护理和照护主管）等进行补充。 症状——来自患者，但可能由家人/朋友/照护者进行补充。 观察——来自各种医疗保健专业人员，包括护士、作业治疗师、物理治疗师、营养师、医生和其他人。	病史——将相关测验结果与体格检查相结合，医生按时间顺序记录的一系列问题。通常从生物医学角度去关注这些问题。而且，在没有既往病历时，病史的记录会受到（患者）记忆及其理解的影响。 转诊信息——来自各种医疗保健专业人员，包括全科医生、专科医生/护士、作业治疗师、物理治疗师、精神心理团队、社会工作者、护理管理人员、语言治疗师和营养师，还包括任何相关的测试和观察结果。 处方——来自全科医生/患者/家属/照护者。药剂师会在发药前检查。	测验结果——来源于诊断和介入技术，以区分正常值和异常值范围，检测（机体）解剖和生理活动。这些技术通常是从临床试验中发展而来的，临床试验是最高级别的研究证据（Ellis，2023）。测验方法和结果解读涉及专用技术，需要具备卫生信息学知识的医疗保健专业人员来获取和处理（Hutchfield，2010）。

四、评估时机

（一）案例情境

哈里森（Harrison）夫人的糖尿病管理

哈里森夫人患有 2 型糖尿病，她服用药物来控制疾病。她通常在家自行管理，但她的家庭护士要求她定期到诊所复查。她做了糖化血红蛋白水平检测。这是一项测量与血红蛋白结合的葡萄糖数量的测试，可以准确测量前三个月血糖的平均水平，从而了解血糖控制的程度。检测结果显示糖化血红蛋白水平为 89 mmol/mol，明显升高。国家卫生和护理卓越研究所[1]（NICE，2022）建议大多数患有糖尿病的成年人将糖化血红蛋白水平控制在 4.8 mmol/mol 左右。在此期间，没有人意识到哈里森夫人的丈夫离开了她。这种压力很可能通过应激激素皮质醇的释放导致血糖水平升高。虽然干预措施可能是有效的，但并没有解决哈里森夫人面临的主要问题，即她的压力水平。

安吉丽娜（Angelina）的适应需求

安吉丽娜，70 多岁，独居。她在行走和洗澡上有困难，总体上越来越难以自理。她接受了社区团队的新手作业治疗师莫妮卡（Monika）的访视。安吉丽娜告诉莫妮卡她的需求。莫妮卡完成了评估，并确定安吉丽娜需要一些辅助设备和设备改造，以帮助她继续相对独立的生活。她的建议是安装抓握扶手，将浴室改造成湿式淋浴间(译者注：wet room shower，指非干湿分离，淋浴区域与其他部分没有明显分隔，整个空间用防水材料覆盖，以实现更流畅和开放式的沐浴体验，提供一种无障碍且易于清洁的环境），并安装楼梯升降机。这些建议令安吉丽娜感到高兴。然而，当莫妮卡在第二周回访时，她告诉安吉丽娜也许只能先在楼梯上试用扶手，并寻找其他协助安吉丽娜洗澡的方法，安吉丽娜就不开心了。莫妮卡的经验不足，导致

---

[1] 英文原文：National Institute for Health and Care Excellence

她对现况的主观判断是不切实际的，最初的方案提高了安吉丽娜的
期望，但却无法实现。

（二）案例分析

正如这两个案例所示，将主观和客观分开考虑，意味着会忽略一些重要的患
者信息，影响干预措施的制订。它们还证明了与患者及其照护者（如果有的话）
合作的重要性，而不是仅从专业观点去制订护理措施。现在我们继续讨论何时对
患者进行评估。

医护人员需要在护理过程中的关键时刻对患者进行评估。重要的是，在患者
首次意识到他们有需求时、与医护第一次见面时、他们的需求发生变化时以及接
诊、转诊或出院时对患者进行评估。尽管医疗团队越来越趋向整合，但涉及不同
的医疗从业者可能需要完成不同的评估。特别是在急诊护理和社区护理之间的衔
接上，整合团队的目的是减轻患者的评估负担，并促进无缝衔接。因此，治疗师
或护士可能会承担一些患者评估工作。有些情况可能会使患者评估变得困难，例
如患者无法做出反应或患者做出反应的能力受到一定程度的损害。完成实践活动
3.2 将帮助你思考可能出现这种情况的一些情形。

实践活动 3.2　评判性思考

哪些情况可能会使从患者那里收集信息变得困难，你可以使用
哪些替代方法？为了帮助你完成这个练习，请回想一下你最近的实
习经历。

参考提纲见本章末。

我们现在继续讨论收集患者信息时的一些提问技巧。

五、问诊技巧

与患者建立良好的关系是收集所需信息以进行护理诊断的重要组成部分。这个过程还要求护士掌握良好的问诊技巧，以使患者能够理解所询问的内容，并让医疗保健专业人员以一种全面、系统的方式获取所需的信息，以指导诊断和治疗过程。

在进行提问之前，建立良好的护患关系和获取信任是至关重要的。伊根（Egan，2014）指出，重要的沟通技巧，如专注倾听、开放回应和反思，有助于患者讲述他们的病史，并通过探索来开展对话，深入了解核心问题，并通过总结来促进理解。对患者的首次回应为后续交流奠定了基调，因此对建立信任和进一步对话至关重要。花点时间完成实践活动 3.3，反思与新患者的沟通。

实践活动 3.3　反思

回想一下以往与新患者的接触，并思考以下问题：

1. 哪些方面做得好，哪些方面做得不好？

2. 可能的原因是什么？

3. 你已经制订了哪些策略来改善与患者的关系？

4. 你如何帮助那些在提供信息方面有困难的患者？

由于这个练习是基于你的经验，本章末没有给出参考提纲。

反思自己与患者的交流可能会让你意识到，获取所需的信息并不总是那么容易，仅依赖现有的沟通技巧可能不够。如果在实践中经验不足，下面的案例有助于你思考与患者交流时可能遇到的问题。

（一）案例情境

约翰（Johann）的问诊经历

按照培训计划，约翰正处于第一年实习期，照护一群智力障碍患者。他没有与智力障碍患者交流的经验。他总是害怕引发患者的激烈反应，因为他从同行那里听说过这样的事时有发生。

约翰试图制造一些话题（促进交流），但发现患者似乎在回避他。在与实习导师詹妮（Jenny）一起讨论这个问题时，约翰意识到他的肢体语言可能传达了他的恐惧，使患者避免与他互动。约翰和詹妮讨论了一些克服这个问题的策略。

（二）案例分析

在类似的情况下，你可能会采用哪些策略？

这个案例研究与6Cs中的哪一个相关？

参考提纲见本章末。

正如这个案例所展示的，学习提问的艺术是很有帮助的。诺兰和埃利斯（Nolan and Ellis，2008）描述了护士可以使用的几种问诊技巧。包括：①开放式问题，患者可以选择如何组织他们的答案；②封闭式问题，答案有限（通常是"是"或"否"）；③探索式问题（probing questions），寻求更具体的信息。在护理环境中与患者沟通时，最好避免多个问题，这类问题多用于探寻。例如，用一句话描述特定症状的性质以及引起和缓解症状的原因，这样的提问可能会让患者感到困惑，不知道该回答问题的哪一部分。同样地，引导性问题，这类问题已经包含了答案（例如："你很痛苦，不是吗？"），会从患者那里引出一个肯定的答案。

引导性问题，通常是从已经说过的答案中得到肯定，会导致患者错过他们想要谈论的，从而打击患者体验，不再提供任何新的信息。

> ### 实践活动 3.4　沟通
>
> 当你在社交场合或大学里和朋友在一起时，尝试提出这两个问题，并思考你得到的答案："你过得怎么样？"和"你还好吗？"
>
> 从得到的回答中你注意到了什么？为什么会出现这种情况？这对你在工作场所或与患者交流时可能提出的问题意味着什么？
>
> 参考提纲见本章末。

需要记住的是，当患者处于陌生环境时，他们可能无法像平常那样迅速或深思熟虑地回答问题，通常会依赖护士的技巧来帮助他们传达必要的信息。探索式问题对于关注特定问题或获取更多细节非常有用。修辞式问题（rhetorical questions）不需要回答，可以用作打破僵局的开场白。例如，谈论天气可能有助于患者放松及对话的建立。然而，这样的陈述也需要谨慎使用，以免让患者感到被敷衍对待。还可以使用一些其他的更有用的破冰方式，比如自我介绍，询问患者喜欢别人怎么称呼他，以及询问他们是否有什么问题。

不同类别的问题在评估过程的不同阶段有不同的用途。表 3.2 提供了一些示例。

表 3.2　护理过程中使用的提问类型

护理过程的阶段	问题类型	问题内容
收集基线信息	封闭式问题	用于询问，如姓名、出生日期、地址、职业、是否就诊、近亲是否有症状、是否同意手术等个人信息。
识别问题	开放式问题	有助于了解需要医疗和社会照护干预的原因、症状描述、个人管理中存在的问题。
定义问题	探索式问题	用于询问引起或缓解问题的原因，引导患者作澄清。

提问还可以确定哪些问题超出你的知识范围并需要向他人求助。实践活动 3.5 将有助于你识别不同形式提问的相互作用。

实践活动 3.5 沟通

阅读下面的对话，并找出哪些地方使用了不同的提问方式。

学生：早上好，莱利（Riley）夫人。我叫克里丝（Chris），是一名实习护士，欢迎来到病房。我有几个关于您个人信息和您今天为什么来住院的问题想问您，可以吗？

患者：可以。

学生：让我们从您的基本信息开始。您的全名是什么？

患者：我的全名是帕特里夏·安妮·莱利（Patricia Anne Riley）。

学生：那您喜欢我称呼您帕特里夏、安妮还是莱利夫人，或者其他更简短的称呼？

患者：我更喜欢你叫我帕特里夏。

学生：您住在哪里？

患者：我住在东苏塞克斯（East Sussex）郡布里格斯敦（Brigstown）长景路（Long View Road）27号。

学生：您的电话号码是多少？

患者：0144356789。

学生：您的紧急联系人是哪位？

患者：我的丈夫约翰·莱利（John Riley）。

学生：他和您住在一起并且用同一个电话号码吗？

患者：他有一个手机号，是0779845607。

学生：您今天是为什么来医院呢？

患者：上厕所时持续疼痛，最近流了很多血。

学生：您说上厕所，是指小便还是大便？

患者：大便。

学生：您是否有注意到什么情况下，疼痛会加剧呢？

患者：当我吃辛辣食物的时候。

学生：吃完还会便血吗？有人告诉您可能出了什么问题吗？

患者：医生说了一些关于肠易激综合征的话，但也必须排除其他原因，需要做更多的检查。

学生：您是否理解医生说的话呢？

患者：没完全理解。

学生：您想让我的导师帮忙解释什么是肠易激综合征以及医生
　　　开具的检查吗？

患者：是的。

参考提纲见本章末。

布林克曼和克瓦莱（Brinkmann and Kvale，2014）建议在设计问题提纲时，可以从冒犯性最低的问题开始，再到信仰和价值观等冒犯性更强的问题。从基本信息的问题到更加细节的问题可以让患者逐渐适应，有利于融洽关系的建立。利用反思性提示线索（reflective prompt cues）也会有所帮助。例如：

1. 原因（Why）——为什么就诊？

2. 事情（What）——开始疼痛的时候，您在做什么？

3. 地点（Where）——您感觉哪里有灼烧感？

4. 时间（When）——您什么时候感觉到疼痛？

5. 是谁（Who）——谁在照看您？

6. 如何（How）——这让您感觉如何？

完成实践活动 3.6 将帮助你在安全环境中练习不同的问诊技巧并思考你的沟通方式。

实践活动 3.6　沟通

此实践活动旨在让你练习不同的问诊技巧，以了解患者为什么以及如何隐瞒信息，并探索你对此可能采取的措施。

1. 花大约 15 分钟的时间尽可能多地去了解你的同龄人或家人的健康状况。一定要承诺信息保密以让他们放心，并通过告知你的目的来获取知情同意。

2.现在将你问的问题与你作为医疗保健专业人员可能会问的问题进行比较。

3.有什么不同吗？为什么会这样？

4.你还需要什么信息？

5.你是否怀疑有些信息被隐瞒了？

6.是什么提醒了你，你做了什么？

参考提纲见本章末。

由于某些原因，收集信息可能会出现问题。下面列出了其中一些问题：

1. 知道你想获取什么——患者会出现许多不同的问题，有时他们甚至不知道从哪里开始解释症状。

2. 理解患者想说什么——这可能与你最初来看患者的原因有关，但经验不足的人有时很难理解患者所说的话，也不知道该问什么试探性问题来获得他们需要的信息。有些人的词汇量有限，很难找到词语来解释他们正在经历的事情，而另一些人则使用语言，特别是一些词语来表达不同的意思。

3. 准确地记录和书写——如果不能及时和精准地记录，重要信息可能会丢失或难以找到。

4. 患者的记忆和表达力——患者可能无法记住关键点或解释关键点；这时询问照护者或家人可以帮助了解相关问题。

5. 技术——硬件故障可能导致丧失获取重要信息的途径。

6. 机构差异——不同机构收集、整理和存储信息的方式可能不同，导致很难理解医疗保健专业人员收集的一些信息。

7. 归档——既往归档的资料有时难以获取。

由于各种原因，患者提供的信息可能并不总是真实的。例如，在门诊，患者不到24小时就出院了，回家后，需要有一个很负责任的成年人陪伴患者跟进某些手术或日间手术的护理。患者可能不想承认回家后没人照顾，因为他们想回家。患者也可能担心无法接受手术。然而，如果家里的照护出现问题，护士的沟通、评估和决策过程也将受到影响。因此，反思自己解决问题的方法并确定有哪些选择是很重要的。确定护理的优先顺序是与患者交谈后的下一步。我们现在开始讨论在分析患者信息时需要关注的方面。

六、通过分析患者信息确定护理优先级

护士的职责之一是分析从患者和通过其他方式（如照护者和患者病历）收集到的信息，以确定需要做什么。卡本尼托·莫耶特（Carpenito-Moyet，2016）提出了在分析患者信息以确定护理优先级时应关注的三个主要方面：

1. 优势——患者可以利用的有助于恢复到先前健康状态或达到新的健康状态的条件；

2. 风险因素——那些可能阻碍患者康复或进展的因素；

3. 功能问题——不能正常工作的功能领域。

以下案例可以证实这些观点。

（一）案例情境

贝拉（Bella）失去了自我意识

贝拉，女，45岁。因复发的多发性硬化症（multiple sclerosis，MS）影响她的行动能力、视力以及膀胱、肠道控制能力而收治于神经科。她患 MS 15 年，通常都是自我照护。在过去的 15 年里，她复发了 6 次。最近两次复发对她的行动能力产生了长远影响，这就是她入院的原因。她还将接受一个疗程的静脉注射药物治疗，以试图应对疾病复发的影响。

你是贝拉的入院接诊护士。你观察到她用两根拐杖走路，非常摇晃和不协调，而且需要一些时间来理解信息和回答你的问题。当你让她脱下羊毛衫以便记录她的血压时，她会笨拙地摸索着解开纽扣。你开始思考：

患者的护理重点是什么？

护理优先级是什么？

你发现贝拉患有 MS 已经 15 年了，因此她已经积累了疾病的应对知识和策略（可以利用的优势）。你以她最关心的问题开启你们的谈话。她指出，尽管她的行动能力受到了严重影响，但她更担心的是膀胱和肠道控制能力的丧失，这改变了她对自己作为女性和妻子的看法（功能问题）。她觉得，如果没有这种认同感，她就无法应对其他损失（即行动能力和视力）。此前，她一直能够解决问题，并满怀希望地期待康复和恢复正常。这一次她不太确定，感到绝望（风险因素）。

你们共同确认，当务之急是请失禁专科护士（continence nurse）参与进来以寻求选择和解决方案。你表达了如何培养积极的心态来帮助康复。你还可以思考如何解决功能问题，确定她在洗衣和穿衣方面需要什么帮助，把家具放在哪里以避免障碍，以及如何让她丈夫参与协助。你建议请作业治疗师参与，就如何维持她的独立生活提供进一步的建议。最后，你阐述了医疗计划及其潜在副作用，以及她回家后可能想做些什么来帮助她进一步康复。

（二）案例分析

6Cs 与这种情境有何关联？

参考提纲见本章末。

如上述案例所示，与应对机制、功能问题和自我形象改变有关的问题可以成为你分析护理首优问题的基础。实践活动 3.7 将帮助你思考与贝拉案例情境相关的护理首优问题。

实践活动 3.7　沟通

再次阅读上述关于贝拉的案例。在护理交接的场景中，你将如何确定护理问题的优先级？

参考提纲见本章末。

并非所有问题都属于你的执业或专业范围，因此需要进一步转诊或通知其他医疗保健专业人员，如医生、失禁专科护士或作业治疗师。重要的是，护士能够与患者达成一致，即确定首优问题是以人为本护理的一部分，不是将患者视为一件物品，而是将其视为关心其健康和幸福的人以及护理中的合作者。以这种方式工作被描述为一种成熟关系，这种关系基于将患者视为与自己、与周围人、与环境和更大世界的关系（Dewing，2004；McCormack，2004）。

正如上述案例所表明的那样，与患者合作很重要，但在繁忙的健康或社会照护环境中也可能会忽略这一点。然而，如果患者不参与讨论自己的护理和随后的决策，我们如何理解他们的感受，他们的症状是什么，或者期望他们进行自我管理？随着医疗环境的变化，越来越多的患者在自己家中接受社区护理，支持他们自我管理变得越来越重要。因此，护理优先事项需要反映和纳入患者关心的优先事项，以促进护理和康复的连续性。与患者一起确定了这些护理优先事项后，重要的是能够确保患者理解它们的含义，并且在与其他医疗保健专业人员合作时能够促成理解。接下来将讨论如何理解患者信息。

七、理解信息并将其解释给他人

专业人士需要专注于成为伊根（Egan，2014）所说的"翻译 - 实践者"（translator-practitioners）。这意味着对相关研究和证据基础有很好的理解，以及能够准确沟通的实际可能性。这里的解释意味着能够澄清某些特定的专业术语，并解释其适用方式。在这个过程中，你可能想问自己：

1. 患者入院的原因是什么，或者患者对当前情况的解释 / 理解是什么？

2. 在可获得的客观信息中，有什么趋势和要点？

3. 在这种情况下，什么是重要的主观信息，它告诉我什么？

4. 我需要更多信息吗？

5. 如何撰写交接班报告？

阅读下面的案例，然后完成实践活动 3.8，将有助于你确定在特定情况下需要考虑和传递的关键信息。

（一）案例情境

罗伯特（Robert）的健康状况恶化

罗伯特，男，65 岁，患有晚期慢性肾脏病和高血压。因病情一直在慢慢恶化，他最近变得相当沮丧。他睡眠困难，感觉十分虚弱。他由你所在实习社区的专业团队照护。

他告诉你，一般是由他的妻子照顾他，但由于经济压力，她不得不做兼职，这让他觉得没人陪伴。他的血压显著升高，当你查看护理记录时，发现血压一直在逐渐上升。你观察到他最近做了血液检查，但不知道结果。他预约了下周的透析前诊所就诊。

（二）案例分析

> **实践活动 3.8　评判性思考**
>
> 列出你从与罗伯特的沟通中确定的要点。
>
> 你将如何制订一份书面报告，告知其他专业人士他的情况和进展？
>
> 参考提纲见本章末。

　　理解信息意味着确保你已经收集了所需要的信息，并且从一开始就理解了所有信息。例如，你知道是什么导致了慢性肾脏病，以及它对患者的影响吗？你有没有与罗伯特核实过他了解了什么以及他是如何应对的？你知道所涉及的管理流程吗？除非你知道问题的答案，否则无法向患者和其他医疗保健专业人员解释这些问题，比如罗伯特要去就诊的诊所护士。了解了患者的信息后，确定患者的护理优先级也很重要，以便开始制订护理计划。

八、小结与反思

　　要找到所需的患者的所有信息有时可能是一个探索的过程，因为你会追踪不同的线索。这不仅涉及与患者沟通，还涉及与各种人沟通，通常涉及不同的学科。

　　反思将使你能够通过跟踪你的思维和行为方式的变化来发展你的实践，并理解你的反应。完成实践活动 3.9 将帮助你理解如何收集和解释信息。

> **实践活动 3.9　反思**
>
> 反思你最近参与收集和解释患者信息的经历，并回答以下问题：
>
> 1. 你是如何收集和解释信息的，遇到了什么问题？

2. 你是如何解决所有问题的?

3. 你还可以使用哪些方式?

4. 你还会这样做吗? 为什么?

反思了你如何收集和解释信息后, 制订一个行动计划, 阐述你正在采取的行动。关于反思的进一步指导, 可参考埃斯特辉森 (Esterhuizen, 2023) 的相关论著。

这个练习是基于你的个人经验, 本章末仅就"行动计划"给出参考提纲。

章节概要

收集和解释信息的过程对于确保患者评估和护理计划的准确性非常重要。本章重点介绍了开发提问过程以及处理主观和客观信息的一些技巧。重点是如何向参与患者护理的其他人传递信息, 以及如何通过分析收集到的信息来确定患者的护理优先级。你有机会完成各种练习, 以帮助发展沟通和评判性思维技能, 并反思如何以及为什么进行患者评估和可能使用的不同替代方案。

实践活动的参考提纲

实践活动 3.1　反思（第 56 页）

在案例情境中，获得的客观信息意味着詹姆斯接受了输血，并得到了生活方式的建议。更多的个人主观信息表明，詹姆斯喝酒是因为他在退休后感到孤独；这些信息被用来向支持小组寻求额外的帮助。处理饮酒导致的问题可能会防止以后复发，而仅靠输血和建议是不行的。

实践活动 3.2　评判性思考（第 60 页）

患者的心理能力、意识水平、药物的影响、语言能力、疾病和信任感的影响可能会使这一点变得困难。你可能使用的其他收集信息的方法是利用你的感官、直觉和监护仪等医疗设备。你也可以扩大信息来源，包括家人、朋友和照护者，可视情况而定。

案例情境：约翰（Johann）的问诊经历（第 62 页）

你可能会考虑的一些策略是将人作为人来对待，并通过了解他们的兴趣并谈论这些兴趣来展开对话。做自己很重要。如果合适的话，你也可以谈谈你的一些兴趣爱好。本案例情境涉及 6Cs 之一的沟通。

实践活动 3.4　沟通（第 63 页）

你注意到的是当你问"你过得怎么样？"时，患者的回答方式各种各样，有的简短，有的解释说他们不好。如果你问"你还好吗？"时，更多的人会说"是的"。这是因为第一个问题是开放问题，第二个问题是封闭问题，但具有引导性；那就是在问"你还好吗？"时，你是想要一个简短的回应，并暗示你想听他们回答"是的"。

在临床工作中，不能引导患者回答一个开放式的问题，因为这可能意味着遗漏某个症状，从而导致护理计划不准确。

实践活动 3.5　沟通（第 64 页）

学生：早上好，莱利（Riley）夫人。我叫克里丝（Chris），是一名实习护士，欢迎来到病房。我有几个关于您个人信息和您今天为什么来住院的问题想问您，可以吗？（封闭式问题）

患者：可以。

学生：让我们从您的基本信息开始。您的全名是什么？**（封闭式问题）**

患者：我的全名是帕特里夏·安妮·莱利（Patricia Anne Riley）。

学生：那您喜欢我称呼您帕特里夏、安妮还是莱利夫人，或者其他更简短的称呼？**（封闭式问题）**

患者：我更喜欢你叫我帕特里夏。

学生：您住在哪里？**（封闭式问题）**

患者：我住在东苏塞克斯（East Sussex）郡布里格斯敦（Brigstown）长景路（Long View Road）27号。

学生：您的电话号码是多少？**（封闭式问题）**

患者：0144356789。

学生：您的紧急联系人是哪位？**（封闭式问题）**

患者：我的丈夫约翰·莱利（John Riley）。

学生：他和您住在一起并且用同一个电话号码吗？**（多个问题）**

患者：他有一个手机号，是0779845607。

学生：您今天是为什么来医院呢？**（开放式问题）**

患者：上厕所时持续疼痛，最近流了很多血。

学生：您说上厕所，是指小便还是大便？**（探索式问题）**

患者：大便。

学生：您是否有注意到什么情况下，疼痛会加剧呢？**（探索式问题）**

患者：当我吃辣的食物的时候。

学生：吃完还会便血吗？**（引导式问题）** 有人告诉您可能出了什么问题吗？**（探索式问题）**

患者：医生说了一些关于肠易激综合征的话，但也必须排除其他原因，需要做更多的检查。

学生：您是否理解医生说的话呢？**（封闭式问题）**

患者：没完全理解。

学生：您想让我的导师帮忙解释什么是肠易激综合征以及医生开具的检查吗？（**封闭式问题**）

患者：是的。

实践活动 3.6　沟通（第 65 页）

你可能与同伴或家人使用了更具对话性、更非正式的提问方式，因为你们已经建立了关系。医疗保健专业人员使用更正式的提问技巧。你很可能已经被非语言行为的变化所提醒，比如眼神交流中断、坐立不安和句子结构中断。隐瞒信息的原因可能是缺乏信任、焦虑和不理解问题。你可能已经考虑过使用安抚，对你为什么需要这些信息以及这些信息的用途坦诚相待，并将你的立场调整为公开的立场。当在非专业的环境里工作时，患者可能会隐瞒你不需要知道的信息，因为这些信息可能让他们很尴尬。

案例情境：贝拉（Bella）失去了自我意识（第 67 页）

本案例情境涉及 6Cs，其中包括通过了解贝拉的优先事项来对她做出承诺，以及通过理解她的想法来表达同情，通过确定帮助她进行日常生活活动的方法来表达关心，以及如何完成评估的能力。当然，这一切都是通过良好的沟通、勇于探索和确定性答案而实现的。

实践活动 3.7　沟通（第 69 页）

贝拉今年 45 岁，因多发性硬化症复发入院。失去行动能力和膀胱控制能力等症状让她感到痛苦。身体形象的突然变化也对她产生了心理上的影响。我评估了护理优先级，帮助贝拉维持一个安全的环境，并支持她对新现状的心理调整。

实践活动 3.8　评判性思考（第 71 页）

罗伯特感到沮丧。原因可能包括失去自尊，因为他的妻子不得不去上班以减轻他们的经济负担。他似乎很想念她的陪伴。他的血压升高可能与这些因素有关，他感到更大的压力，但你也需要了解血液检查的目的和结果。你的护理记录可能是这样的：

2022 年 4 月 1 日：今天来的是罗伯特先生。他的血压升高到 228/125 mmHg。在过去的两周里，这一趋势一直在稳步上升。他今天无精打采，情绪低落。与他交谈时，他似乎很想念妻子的陪伴而感到孤独。他于 2022 年 3 月 29 日采血，目前正在等待结果。他预约了 2022 年 4 月 8 日的透析前诊疗。他可能需要进行药物审查并转诊给咨询师。

实践活动 3.9　反思（第 71 页）

行动计划包括确定你所了解到的信息，并将其与你在实践中打算做的事情联系起来。

行动计划：我在收集患者信息时遇到了问题，因为患者不理解我使用的术语。我改变了方法，使用了更简单的术语，但这意味着我需要理解我在说什么，因为实际上在某些方面我自己也不清楚。下一次，在与患者见面之前，我会确保我理解我要解释的内容。我打算继续学习这个特定的领域，并与我的实习老师讨论，以确保我理解的准确性。

拓展阅读

1. Ellis，P（2023）Evidence-Based Practice in Nursing（5th edn）. London：SAGE.
本书阐明了什么是循证实践，以及你如何找到并应用它。

2. Esterhuizen，P（2023）Reflective Practice in Nursing（5th edn）. London：SAGE.
这是一份指南，你可以通过各种方式来反思你的护理实践，以发展和改进未来的护理实践。

3. Grant，A and Goodman，B（2018）Communication and Interpersonal Skills in Nursing（4th edn）. London：SAGE.
为护生提供有关沟通及人际交往技巧的书。

4. Howatson-Jones，L and Ellis，P（eds）（2008）Outpatient，Day Surgery and Ambulatory Care. Chichester：Wiley-Blackwell.
本书概述了在各种护理单元和门诊中护理的作用和程序，有助于充实你的护理背景知识。

5. Hutchfield，K（2010）Information Skills for Nursing Students. Exeter：Learning Matters.
对信息来源和获取方法的清晰描述。本书将帮助你有效地搜索相关信息。

6. McCabe，C and Timmins，F（2013）Communication Skills for Nursing Practice（2nd edn）. Basingstoke：Palgrave Macmillan.
本书概述了护士 / 助产士与患者、彼此间以及更广泛的团队的各种沟通方式。它为提升你的沟通技巧提供了建议。

第4章
评估工具

译者：黄玲芳，鲁芳

基于《未来护士：注册护士的能力标准》，本章将介绍以下宗旨和能力标准：

宗旨 3：评估需求并制订护理计划

在申请注册时，注册护士应当能够：

3.5 准确处理评估过程收集的所有信息，以明确个性化护理需求，并制订以人为本和基于证据的护理干预计划，从而实现商定的目标。

3.11 进行常规调查，酌情解释、共享调查结果。

3.12 解释常规调查结果，在需要时立即采取行动，包括实施恰当的干预、要求进一步调查或升级为其他调查。

3.15 具备与照护对象及其家属、照护者合作的能力，共同持续监测、评估和再评估所有议定护理计划和护理措施的有效性，共同制订决策、重新调整议定目标，记录进展和各项决定。

3.16 知道何时以及如何将照护对象安全转介至其他专业人员或服务机构，以接受临床干预或支持。

宗旨 4：实施及评价护理

在申请注册时，注册护士应当能够：

4.3 具备相应的知识、沟通技巧和人际关系管理技巧，在各种护理干预前、中、后，向照护对象及其家属、照护者提供满足他们需求的准确信息。

章节目标

通过本章学习，你将能够：

1.了解为何以及何时使用评估工具；

2.明确使用评估和筛查工具所需的知识和技能，列举潜在的护理问题；

3.了解各类评估工具，例如营养不良通用筛查工具（MUST）、Waterlow 压疮评估工具和国家早期预警评分系统（NEWS2）；

4.明确如何利用通过患者评估所获取的信息来确立护理诊断和护理计划。

一、引言

（一）案例情境

跌倒风险评估工具的合作使用

伊恩（Ian），注册护士预备课程二年级，在一个提供中期照护的团队中实习。他注意到团队中有许多不同专业背景的工作人员相互协作，比如，职业理疗师、物理治疗师和护士。尤其是应用跌倒风险评估工具时，护士完成对患者病史、社会背景、个人信息和护理观察等相关内容的评估，治疗师完成活动能力和独立性评估。然后将评估结果与医疗评估相结合，从而形成多学科照护计划。

伊恩在反思日记中写道，这种合作实践的优点在于减少了对于患者的重复评估以及医护人员的主观判断。跌倒风险评估工具也触发了需要跟进的具体行动。伊恩认为这对于像他这样专业经验不足的人来说尤其有用。

（二）案例分析

对学生而言，重点是了解评估与筛查工具的相关性以及如何应用和解释，以便能够准确评估患者需求。筛查工具为制订护理干预提供了重要且结构化的依据。正如上述案例所强调的，它们可以协同使用，并为促进护理计划的制订与实施提供重要靶点，通过筛查工具收集的信息，对于汇集可靠证据以证实护理的有效性同样有用。其次，了解各种筛查工具的目的和用途也有助于评估患者需求和制订护理计划。因此，本章将阐明评估工具的目的，明确使用评估工具时的潜在问题，并介绍 MUST、Waterlow 和 NEWS2 筛查工具以及它们所收集的信息如何用于护理诊断。实践活动将有助于你反思自己知识和技能的掌握情况，并在案例情境中运用筛查工具，希望你将一些原则应用到自己的实践中。

二、评估工具的使用目的

使用评估工具的目的是确保评估得以尽可能客观且有效地进行，以及评估过程的结构化（不会遗漏），也有助于其他专业人员理解并应用评估数据。威尔逊等（Wilson et al.，2018）按照功能将评估工具分为三类：

1. 健康筛查和诊断性工具——明确健康问题及其严重程度（例如医院焦虑和抑郁量表）（Pritchard，2011）；

2. 描述性工具——只陈述问题，不指导行动（例如 Barthel 日常生活能力指数）（Mahoney and Barthel，1965）；

3. 预测性工具——识别问题发生的可能性（例如 Braden 压疮风险评估量表）（Anthony，2010）。

评估工具的作用是提供一种比较客观地测评问题或发现潜在问题的方法，并且可以与其他专业人员进行一致性沟通；其弊端是有的患者不能理解专业术语和流程，因此无法参与到评估过程中。完成实践活动 4.1 将有助于你了解实践中会用到的评估工具及其目的。

实践活动 4.1　评判性思考

请列出你使用过的评估工具并思考：

1. 使用目的是什么？

2. 是否有其他专业人员参与使用？如果有的话，如何使用以及为什么要其他专业人员参与？

3. 使用该工具有什么问题吗？

4. 患者是如何参与评估的？

由于此活动是基于你的个人经验，本章末尾未提供参考提纲。

你可能列出了一些常用的评估工具，例如压疮评分系统、疼痛评估量表和简易精神状态评分。可能你已经发现了患者参与的具体问题，例如术语使用、患者焦虑、认知能力和记忆力，以及完成评估工具所需时长。需要注意的是，评估工具的好坏取决于使用者的知识和专业程度。英国国家卫生与健康优化研究所（National Institute for Health and Care Excellence，NICE）制订了一系列指南，提供了许多评估工具的信息。接下来将更详细地阐述使用评估工具的重要知识和技能。

三、使用评估工具所需的知识和技能

错误地使用评估工具会将患者置于危险之中，因为你可能会高估或低估患者某一特殊问题的风险或不恰当地利用资源。重要的是确保你具备使用评估工具的知识、技能和时间，并持续在不同患者中应用，从而提高使用技巧和能力。使用评估工具之前需要考虑以下几个关键问题：

1. 了解工具——使用该工具的目的，以及其与患者情况的相关性和适合性；

2. 了解并理解患者现存问题，以及使用该工具进行评估的理由；

3. 沟通——理解如何获取信息并解释你的行为；

4. 获取数据——了解如何使用该工具；

5. 记录数据和信息——了解如何准确记录结果；

6. 评价数据和信息——能够分析结果；

7. 将结果与护理诊断和护理计划相联系——能够批判性地思考结果并分析下一步计划。

阅读下面的案例情境，然后应用这些原则完成实践活动 4.2。

（一）案例情境

压疮面积风险评估

纳娅姆（Niamh），注册护士预备课程一年级，跟随社区护士在社区工作。她们护理了一名叫格拉迪斯（Gladys）的卧床患者。纳娅姆的实习老师麦琪（Maggie）说，他们需要评估格拉迪斯的压疮面积风险，并问纳娅姆是否知道如何进行评估。纳娅姆说，她在医院使用过压疮风险评估工具，但不确定在社区环境中是否有所不同。麦琪向纳娅姆展示了如何在社区中使用压疮风险评估工具，然后让她尝试评估格拉迪斯的需求。他们讨论了评估结果，发现格拉迪斯处于压疮高风险，需要专业设备进行治疗。

实践活动 4.2 评判性思考

现在你已经阅读过案例情境了，试着回答以下问题：

1. 在使用该工具前，纳娅姆需要提出哪些问题？

2. 她应该和格拉迪斯沟通什么信息？

3. 她应该如何记录评估结果？

4. 在结果分析时，她可能需要考虑什么？

参考提纲见本章末。

（二）案例分析

使用评估工具时，尽可能向患者解释评估工具的内容和使用目的，以确保患者知情同意。为给患者做出准确解释，需要了解评估工具的使用方法和目的。因此，在准备使用评估工具时需要关注以下问题，以便判断你正给患者所实施的护理是什么，并与其他参与患者照护的专业人员进行沟通。应解释的内容包括：

1. 使用评估工具的目的和目标；

2. 评估工具的益处和局限性；

3. 确保收集信息的准确性；

4. 处理信息的计划；

5. 使用评估工具引发的各种活动（需考虑可能的护理干预措施以及是否需要他人参与）。

明确工具使用的目的和目标，为行动提供指导，并有机会从中反思学到的东西。在某些特定情境和场合，还应该考虑是否有必要进行评估。这些反思有助于进一步提升你的知识和技能。完成实践活动 4.3 有助于你思考自己可以从评估工具的使用中获得了什么。

实践活动 4.3　反思

回忆一下你曾多次使用的评估工具以及使用情境。有什么相同和不同之处？是否遇到什么问题？是如何解决的？你从中学到了什么？你是否使用过一种评估工具，却发现没人会运用其评估结果？
由于此活动是基于你的个人经验，本章末尾未提供参考提纲。

你可能想到用过的疼痛评估工具，并意识到由于评估和解释的主观性以及抉择的困难性，会导致评估结果差异较大。你可能也已经了解到，需要将评估工具收集的信息与其他有用的信息进行整合，从而制订正确的护理计划。

四、潜在问题

使用评估工具的潜在问题是你可能会过度依赖评估工具，导致未充分注意其他证据，因为评估工具只是其中一部分（Wilson et al.，2018）。过度依赖评估工具可能会遗漏患者的其他问题，从而使他们面临风险。同时，评估工具可能不具备文化敏感性，因此会遗漏重要信息（例如饮食习惯、患者反应或表达疼痛的方式不同）。持续依赖评估工具而较少使用临床评估技能可能会降低自身业务水平（Wilson et al.，2018）。为了提供整体护理，需要使用临床观察技能和护患沟通技巧，让患者参与到相关护理评估工具的应用中来，否则无法准确掌握他们正在经历什么。完成实践活动 4.4 将有助于你思考临床评估技能与整体评估的相关性。

实践活动 4.4　反思

列出基于整体护理和以人为本护理的重要临床评估技能。未来如何完善这些评估？如何提高患者参与度并确保整合了 6Cs 原则？
参考提纲见本章末。

确保自己持续发展评估技能将有助于避免上面提到的一些潜在问题。接下来继续讨论一些常用评估工具及其使用方法。

五、营养不良通用筛查工具（MUST）

MUST 用于识别营养不良或有营养不良风险的人（Shah et al.，2022）。通过身高和体重测量来评估体质指数（body mass index，BMI），根据提供的表格，确定非计划体重减轻的百分比，并结合主观评分标准，比如急性疾病影响等，将所有评分加总以确定总体风险（Goodhand and Ewen，2022）。该工具及使用说明可以在英国肠外和肠内营养协会网站上查看。霍姆斯（Holmes，2010）强调，MUST 应与临床评估信息结合使用，以便持续评估营养支持计划。营养健康对于增强身体抵抗力、促进生长发育以及康复非常重要（Cook，Shepherd and Boore，2021）。NICE（2017）推荐，所有患者在入院、入住疗养院或首次就诊时均应进行营养筛查，有临床指征的患者要进行重复筛查。此类患者包括：

1. BMI<18.5 kg/m^2；

2. 过去 3 至 6 个月内非计划体重减轻 >10%；

3. BMI 低于 20 kg/m^2，且过去 3 至 6 个月内非计划体重减轻超过 5%；或者吸收能力下降；

4. 营养需求增加（烧伤或其他大伤口，比如腹部手术）。

（一）案例情境

西蒙（Simon）溃疡性结肠炎发作

西蒙，19 岁，即将上大学，在十几岁时被诊断患溃疡性结肠炎。当西蒙准备上大学时，他出现腹泻、腹痛和全身不适症状加重等表现，体重也开始减轻。西蒙在去见朋友的路上晕倒了，被人送往医院。经过急诊检查后，他被诊断为溃疡性结肠炎急性加重，入住消化科。

实习护士吉娜（Geena）给西蒙做了MUST评估，发现他的BMI为19 kg/m²，但在过去三个月里体重减轻少于5%，所以MUST得分为1，即他处于中等营养不良风险。吉娜记录了西蒙的MUST分数并将结果告诉了她的带教老师皮特（Peter）。皮特说，因为西蒙有中度营养不良的风险，她们会记录在案并观察他的营养摄入量，三天内再次进行MUST筛查。吉娜很疑惑为什么不马上把西蒙的情况告知营养师。皮特解释，由于西蒙是中度风险，需要继续观察西蒙的进食及其阻碍因素，以便做出进一步的判断。并非每个有营养风险的患者都需要立即获得多学科团队的帮助，而且患者出现某种情况也不仅仅是依靠一个分数来评定的。

第二天，吉娜发现是痉挛性疼痛妨碍了西蒙进食。随着治疗溃疡性结肠炎的药物生效，疼痛有所缓解，西蒙开始有规律地进食。再次评估西蒙的MUST得分，表明他处于低风险，可以出院回家了。

在西蒙的案例中，可以发现他的吸收能力因溃疡性结肠炎的发作而降低，尽管年龄不大，但仍面临中度营养不良的风险。完成实践活动4.5将有助于你确定其他需要使用MUST的情况。

实践活动 4.5　评判性思考

请思考，哪些疾病、体征和症状需要患者接受营养不良筛查，并列出清单。

参考提纲见本章末。

（二）案例分析

在临床实践中，可能需要使用多种评估工具，尤其是对危重患者。值得的是使用评估工具有助于你发现可能遗漏的问题，当患者的问题已经明确后才使用评估工具是无益的。正如在西蒙的案例中，评估工具有利于评估患者的基线水平，并在未来一段时间里需要重复多次评估。例如，在疗养院中，患者可能长时间处于体重减轻的状态，而护理人员可能会忽视这一点，除非他们反复测量患者体重，并定期使用 MUST 进行评估。

接下来介绍 Waterlow 压疮风险评估工具，该工具借鉴了 MUST 评分的一些结果。

六、Waterlow 压疮风险评估工具

Waterlow 压疮风险评估工具由朱迪·沃特洛（Judy Waterlow）于 1985 年开发。她认识到压疮的经济和人力成本，并不断修改和更新评分系统以便后续使用（Waterlow，2008）。评分系统根据患者表现对每类风险进行评分，评分相加确定总体风险。风险类别包括如下几个方面：

1. BMI；

2. 皮肤视诊；

3. 年龄和性别；

4. 营养不良筛查；

5. 大小便控制能力；

6. 活动能力；

7. 手术、创伤、疾病影响和神经缺陷等特殊风险。

总体风险分为**有风险、高风险或极高风险**，为不同风险等级提供一系列减压辅助措施和护理方案进行相应管理（Waterlow，2008）。完成实践活动 4.6 将有助于确定在你的实践领域使用的是本土版本。

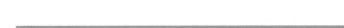

实践活动 4.6 评判性思考

收集不同版本的压疮评分系统。思考它们之间是否存在差异？

如果有，可能的原因是什么？当地的政策是什么？如何应对？

由于此活动基于个人经验和实践，本章末尾未提供参考提纲。

地方政策综合考虑了科研成果、国家指南和其他相关评估工具（如伤口评估工具）。地方政策也可能受患者类型影响，这些患者的健康问题（如压疮）的固有风险可能与一般医院人群不同。了解当地政策和指南非常重要，以便科学选择评估工具以确保有效性。地方政策根据从业人员反馈、研究成果和国家指南制定，是循证护理的内在要素（Ellis，2023）。

七、国家早期预警评分（NEWS2）

目前已经有许多早期预警系统用于重症患者的护理。各地预警系统和语言的多样性以及由此造成的混乱催生了国家标准的出台。NEWS 评分的开发是为了向急症护理团队提供一个能够识别急症患者病情变化并及时做出反应的系统。2017年，NEWS 更新为 NEWS2。

早期发现和有效、及时的临床反应是重症患者预后的关键因素，甚至可以避免重症监护（Vincent et al.，2018）。作为标准化评分系统，NEWS 评估工具用于预警急危重症患者的生理变化，以便及时实施干预（Royal College of Physicians，2012）。NICE（2007）此前曾建议对急症患者进行更密切的监测，以识别患者病情恶化情况。NEWS2 评估工具包含六项生理测量指标，以此形成评分系统的基础。这些指标是：

1. 呼吸频率；

2. 血氧饱和度；

3. 收缩压；

4. 脉搏；

5. 意识水平或新发生的意识模糊；

6. 体温。

专门的观察图表使用不同颜色表示观察的结果何时进入危险临界值。通常用于急症环境，例如外科和内科急症病房、重症监护室和急救部。当你下次进行急症处置时，请检查所使用的观察图表并询问从业者他们是如何使用的。值得注意的是，有研究显示 NEWS2 在用于 COVID-19 患者时会使风险被低估，因此，任何该工具的新改良版都应该更多地关注呼吸系统损害（Bradley et al., 2020）。

还有许多其他评估工具，例如跌倒、疼痛、焦虑、信息需求、自尊和身体形象、镇静评分和伤口评估，有时还根据患者所表现出来的疾病或身体状况使用不同的评估工具（更多有关评估工具来源，请参阅推荐阅读）。前述三种最广泛使用的评估工具，均适用于下面的案例情境。

（一）案例情境

乔丹（Jordan）先生的胆管支架

乔丹，男，70 岁，患有肝癌。随着黄疸加重，身体越发不适，遂辅以姑息治疗。其中一项措施是搭胆管支架，这将有助于缓解胆管压力，通过让胆汁再次排入小肠来减少黄疸。因失去胃口并伴恶心，乔丹上个月体重骤减。入院时，他的 BMI 低于 18.5 kg/m^2，皮肤干燥且温暖，体温 37.8 ℃、脉搏 100 次/分、呼吸 15 次/分、血压 130/85 mmHg，尿量 70 mL/h。胆管支架手术在放射科进行，他需要在较硬的 X 射线台上躺 3 个小时，术前使用吗啡和镇静剂咪达唑仑预先镇痛。手术顺利，3个小时后返回病房。第二天，乔丹体温开始升高，接下来的几天，病情进一步恶化，体温 40.1 ℃、脉搏 50 次 / 分、呼吸 24 次 / 分、血压 200/110 mmHg，尿量降至 20 mL/h，神志不清，血培养结果提示败血症。乔丹被转入重症病房进行监护，在静脉注射抗生素后逐渐好转。一周后，他健康状况良好，转出重症病房，但患上了骶骨压疮。

（二）案例分析

再次阅读上述案例，使用评估工具（Waterlow，MUST 和 NEWS2）完成实践活动 4.7。

实践活动 4.7　评判性思考

阅读案例情境后，根据案例中提供的信息依次使用 Waterlow、MUST 和 NEWS2 评估工具进行评价。请思考：

1. 该工具的优点和局限性是什么？

2. 存在哪些问题（例如信息是否齐全，如果不是，该如何补充完善）？

3. 需要什么技能？

4. 给乔丹做什么评估？

5. 可能还需要哪些人参与？

参考提纲见本章末。

正如你所注意到的，使用不同的评估工具会得出不同的结论。你需要分析这些结论并确定护理诊断。

八、筛查工具与护理诊断的关系

　　筛查工具有助于识别患者存在的问题。护士会分析评估结果来确定下一步措施。部分原因是进行护理诊断，以指导进一步的行动和护理干预。护士与患者互动时进行护理诊断（例如识别患者是否焦虑或疼痛），向患者和其他专业人员传达护理诊断的内容非常重要，以确保他们能够理解特定的护理方案。下面这个案例诠释了这一过程。

（一）案例情境

感染的护理诊断

　　艾瑞卡（Erica），女，58 岁，社区护士艾莉西亚（Alicia）正在给她治疗腿部溃疡。艾莉西亚使用伤口评估表评估艾瑞卡腿部溃疡的进展情况。不同机构会采用不同的伤口评估工具，但这些工具通常都会考虑创面大小、伤口基底和周围皮肤情况、是否有渗出物或出血、疼痛程度以及在人体图谱上标注的伤口位置（Dougherty et al., 2015）。

　　完成评估后，艾莉西亚发现艾瑞卡越来越不舒服，她检查了艾瑞卡腿部的溃疡，发现渗出液增加，而且伤口基底出现感染迹象。艾莉西亚对伤口感染进行了护理诊断，并改变了敷料方案。她向艾瑞卡解释了这样做的原因，记录了这一病情变化及其原因，并告知了艾瑞卡的全科医生。

（二）案例分析

该案例强调了护士做出的护理干预决策，都是基于通过各种方式从患者那里收集的信息。能够做出护理诊断很重要，因为我们需要借此证明护理措施的合理性。第 5 章将更详细地讨论如何作出护理诊断。接下来将讨论筛查工具如何帮助评估。

九、筛查工具和临床审计

临床审计过程中使用筛查工具的原因在于它可以提供与临床观察一致且更客观的评估结果。例如，建议定期进行压疮患病率评估，以衡量并提高患者护理质量（Clark et al.，2017）。审计收集和测量可用信息，目的是针对循证基线水平来评估护理情况（Barker，2013）。欧洲压疮咨询小组分类系统将其他伤口和压疮区分开来，帮助护士以系统的方式进行区分（Clark et al.，2017）。完成实践活动 4.8 将有助于你确定其他评估工具和审计之间的联系。

> **实践活动 4.8　评判性思考**
>
> 列出自己经历过的临床审计，如果没有经历过，请询问实习主管其在所在科室进行了哪些审计。收集了哪些信息以及使用哪些工具来收集这些信息？评估结果如何指导实践？
>
> 参考提纲见本章末。

可以通过阅读埃利斯（Ellis，2023）《循证护理实践》（*Evidence-Based Practice in Nursing*）来进一步探索评估的相关信息。对评估中获得的信息进行准确评价和解释，以便为循证护理实践提供信息并促进高质量护理。

十、小结

评估工具可用于获取患者遇到的问题或潜在问题等信息，并在评估护理质量方面发挥重要作用。评估工具是一种系统的方法，为后续护理实践提供行动建议，这对经验不足的护士特别有帮助。然而，它们不能取代其他形式的临床评估，例如观察患者并与患者交谈以确定他们的需求。

章节概要

本章探讨了评估工具对患者评估的重要性和实用性，使用评估工具的好处和局限性，介绍了三种最常用的评估工具——MUST、Waterlow 和 NEWS2。需要注意的是，评估工具的有效性取决于使用者的知识和技能。因此，本章纳入了一系列培养相关知识和技能的活动。反思这些实践活动是如何帮助你提升患者评估和护理诊断的有效性和准确性。

实践活动的答案提纲

实践活动 4.2 评判性思考（第 82 页）

纳娅姆需要找出格拉迪斯的问题所在，以确定评估工具的适用性以及如何解释评估结果。开始前，她还需要与她的实习主管核实她在医院环境中使用该评估工具所获得的信息可否推广至社区环境。纳娅姆需要向格拉迪斯解释她打算做什么以及这样做的原因，并征得格拉迪斯的同意。然后，她需要使用评估工具收集数据、记录、解读，再次向格拉迪斯解释这些结果并说明下一步的行动，将上述活动体现在护理记录中。最后，她需要与实习主管一起检视评估工具的使用情况，以便为未来的评估实践提供参考。

实践活动 4.4 反思（第 84 页）

临床评估技能包括提问技巧和全心倾听（参阅第 3 章）、观察和分析思维。分析思维旨在整合各类专业人员进行的所有评估，以便启动适当的干预措施。可以将临床评估技能用于每一位患者，通过练习发展提高，并确保始终全面了解患者的护理需求，而不仅专注于一个问题，建议通过询问患者经历并提供信息支持提高患者参与度。在能力发展以及适当沟通了解患者需求的过程中，你可以整合6Cs，还可以通过这种方式体现护理职业承诺。

实践活动 4.5 评判性思考（第 86 页）

可能导致 BMI$<18.5 \text{ kg/m}^2$ 的原因包括神经性厌食症和贪食症等饮食失调、抑郁症等精神疾病以及癌症等身体疾病，特别是当患者接受化疗或放疗以及处于姑息治疗阶段时。

突然不明原因的体重减轻通常是癌症的征兆。对于老年人来说，可能是因为各种原因导致食欲缺失，或者吞咽困难。吸收能力下降的原因包括克罗恩病和溃疡性结肠炎以及某些类型的肠道手术。大面积压疮和烧伤等大伤口以及长期感染都会增加营养需求。需要注意以下几个方面：

1.情绪和精神状态；

2.挑食；

3.不在意外表或卫生状况；

4. 回避沟通；

5. 呕吐和腹泻；

6. 疼痛。

实践活动 4.7 评判性思考（第 90 页）

对乔丹先生使用 MUST，可发现他营养不良的风险很高。虽然不知道他减掉的具体体重百分比，但根据他的说法，体重下降情况很严重。使用 MUST 的好处是它可以识别乔丹先生的营养风险，但局限性在于其使用仅限于意识清醒的患者。使用该工具所需的技能包括使用方法的掌握、对患者现存健康问题及其潜在影响的专业判断。MUST 触发的行动是营养支持，建议联合营养师会诊。

若使用 Waterlow 评分，可发现他患压疮的风险很高。你不清楚躺在硬质 X 射线检查台上的影响，也不知道他的体重减轻了多少。使用此评分系统的好处是可以识别乔丹先生的压疮风险，但局限性在于评估依赖主观解读且有高估的倾向。使用该工具所需的技能是观察和分析，在本案例中使用该工具的主要问题是患者不断变化的病情和需求。触发的行动是提供减压辅助工具，确保使用适当的人工处理技术，对压疮进行分级并根据循证指南使用敷料。为此，可能需要其他外科护士的帮助。

使用 NEWS2 评估工具，可发现乔丹先生的生命体征和意识水平需要更频繁地记录观察结果，并由重症监护外展小组为其复查。使用此评估工具的好处是可以预警病情恶化，并尽早让其他相关专业人士参与进来，其局限之一是当患者得分刚好或者接近危险分数时，无法确定该怎么办。使用该工具所需的技能是能够进行准确的护理观察并理解这些观察的意义。触发的行动是更频繁的护理观察和外展团队的参与，并通知实施胆管支架置入手术的放射科团队。

实践活动 4.8 评判性思维（第 92 页）

临床实践中进行的审计类型可能包括医疗干预后的死亡率、复苏结局、压疮发生率、感染率和记录保存，它们的共同点是都会使用评估工具来获取信息。因此，评估对于推动临床实践发展具有重要意义。在护理环境中，还可在药物使用、护理计划质量和感染控制等领域应用临床审计。

拓展阅读

1. Ellis，P（2023）*Evidence-Based Practice in Nursing*（5th edn）. London：SAGE.

这本书有一个专门的章节介绍审计的重要性，将有助于你形成对此的认识。

2. Wilson，B，Woollands，A and Barrett，D（2018）*Care Planning：A Guide for Nurses*（3rd edn）. Harlow：Pearson Education.

本书有一部分介绍了评估工具的优点和缺点，有助于你在更广泛的护理计划背景中应用。

第5章
护理诊断

译者：鲜继淑，刘艳

基于《未来护士：注册护士的能力标准》，本章将介绍以下宗旨和能力标准：

宗旨 3：评估需求并制订护理计划

在申请注册时，注册护士应当能够：

3.1 在进行全面准确、以人为本的护理评估和制订合理照护计划的过程中，具备并应用人体从孕育到死亡的发育知识。

3.2 在进行全面准确、以人为本的护理评估和制订合理照护计划的过程中，具备并应用关于人体系统及稳态、解剖学和生理学、生物学、基因组学、药理学以及社会和行为科学的知识。

3.3 在全面、准确评估护理需求，制订、优先处理、审查以人为本的照护计划时，具备并应用常见精神、身体、行为和认知疾病知识，以及药物使用与治疗的知识。

3.5 准确处理评估过程中收集的所有信息，以明确个性化护理需求，并制订以人为本和基于证据的护理干预计划，从而实现商定的目标。

3.15 具备与患者及其家属、照护者合作的能力，共同持续监测、评估和再评估所有议定护理计划和护理措施的有效性，共同制订决策、重新调整议定目标，记录进展和各项决定。

3.16 知道何时以及如何将照护对象安全转介至其他专业人员或服务机构，以接受临床干预或支持。

宗旨 5：领导和管理护理工作并开展团队合作

在申请注册时，注册护士应当能够：

5.4 理解护理团队和跨学科团队所有成员的角色、职责和工作范围，以及如何充分发挥其他参与照护人员的贡献。

章节目标

通过本章学习，你将能够：

1. 说出护理诊断的定义；

2. 了解护理诊断的发展史；

3. 理解护理诊断与护理程序的关系；

4. 辨析护理诊断对患者和护士的潜在利弊；

5. 基于护理评估提出护理诊断。

一、引言

护理诊断的制订是护士在与患者沟通交流后，确定护理优先级的过程。本章解释了什么是护理诊断以及如何提出护理诊断，并阐述了护理诊断的优缺点，以及护理诊断对患者和护士的意义。

2016 年，威尔金森（Wilkinson）将护理诊断定义为：护理诊断是一种简明的标签，描述实践中观察到的患者情况，这些情况可能是现存或潜在的问题或健康状况。

重要的是，护理诊断要求准确描述观察到的健康状况的主要特征。然而，由于不同专业和不同专业人员对术语的使用方式有差异，存在表述不一致的潜在问题。例如，医生可能表达为"低血糖"，而护士则描述为"血糖低"。因此，术语标准化有助于确保护理诊断表达的一致性（Carpenito-Moyet，2016）。为了帮助患者理解医护人员的沟通内容，医护人员一直致力于将医学术语变得浅显易懂。卡本尼托·莫耶特（Carpenito-Moyet，2016）建议，护士也应保持术语表达的一致性。以下案例情境展示了如何提出护理诊断。

（一）案例情境

苏（Su）的信息需求

　　苏，53岁，女性，最近接受了她的第一次乳房筛查。由于筛查结果异常，诊所联系她回去做进一步的影像学检查，苏为此感到紧张和担心。她做了放射影像、乳房活检，一周后去乳腺科医生那里看结果。报告显示纤维腺瘤——一种良性肿瘤，由于肿瘤很小，无须进一步治疗，苏放心地回家了。然而，当她和丈夫谈论这件事时，她又开始担心起来。"肿瘤"这个词一直萦绕在她的脑海里。苏认为"肿瘤"就是癌症，并因此开始出现入睡困难、食欲减退，大部分时间都感到焦虑，担心良性肿瘤可能会发展成为恶性肿瘤。于是，她去全科医生诊所进行咨询。护士海莉（Hayley）针对她提供的信息做出了护理诊断。海莉向苏解释道：纤维腺瘤是纤维细胞和腺细胞的小结，这些细胞是乳腺组织的正常组成部分，只是增殖过多。乳房活检明确了医学诊断，细胞是良性的，"良性"意味着细胞不会癌变和扩散，只是留在原来的位置，只有当纤维腺瘤特别大时才需要切除。海莉建议苏可以通过触摸来熟悉肿块的特性，主动发现病情的变化，并早期采取措施。见了海莉后，苏感觉好多了。她记得，乳腺医生确实向她解释了一些（相关医学知识），但她当时太焦虑了，没听进去。苏还要求她的丈夫熟悉她乳房的形状，帮助她注意到任何可能的变化并提醒她。

（二）案例分析

上述案例说明了良性纤维腺瘤是一个医学诊断，苏有进一步了解相关医学知识的需求。这种需求，一方面是来自苏对自己病情的过度担心，没听懂医生说的话；另一方面是因为她听不懂乳腺医生的医学术语。海莉根据苏的担忧，提出了护理诊断：**知识缺乏**，缺乏乳腺纤维腺瘤相关知识。此案例表明，虽然医疗和护理诊断可能有关联，但它们往往有不同的侧重点。医学诊断的重点是生理，护理诊断的重点是了解生理问题的社会心理影响。卡本尼托·莫耶特（Carpenito-Moyet，2016）认为，护理人员在做出护理诊断时应分类描述，不仅要描述患者的问题，也要描述患者的反应。护理诊断包括 5 个关键内容（Wilkinson，2016）：

1. 确定护理问题（例如：患者无法起床）；

2. 描述护理问题，通过患者提供的信息以及客观评估工具获得的结果，描述问题的特征［例如：脑血管意外后肢体无力（患者自述没有支撑无法站立；最近的跌倒评估结果显示，患者右腿无法保持平衡）］；

3. 考虑其他相关因素（例如：视力水平）；

4. 思考不同的诊断，选出最恰当的一项（例如：疼痛或关节炎导致无法活动）；

5. 确定预期目标（例如：患者尽可能独立下床）。

在进行护理诊断的过程中，术语应尽可能标准化，明确、简单、规范，以便于护士与护士之间、护士与患者之间的沟通交流。护理诊断与医疗诊断的不同之处在于，护理诊断的重点是对患者的整体评估，要同时考虑心理及生理问题（Wilson et al.，2018）。

护理诊断不是对患者问题的简单陈述，例如"不能活动"，而是需要进一步阐明。这意味着在现实中，护理诊断需要明确"不能活动"的实际含义。它可能意味着：

1. 根本站不起来；

2. 需要器具辅助才能站起来；

3. 可以借助工具移动；

4.只能在照顾者的帮助下行动。

相比之下，医疗诊断更侧重健康受损，例如由医生诊断的"活动受限"。护理诊断试图通过考虑患者的经历和感受来让他们参与到照护中。实践活动 5.1 将帮助你理解护理诊断。

实践活动 5.1 反思

回忆你上一次的实习工作和护理过的患者。作为一名初涉护理领域的护士，你是否能够运用包括护理诊断的护理计划，为患者提供护理，以满足患者的需求？是否能够清晰描述患者的病情，帮助他们参与到护理计划中来？如何使他们能够得到支持和授权，以及护士在此过程中扮演什么样的角色？

由于此项活动基于你的个人经验，因此本章末的参考提纲仅供参考。

你可能已经发现，在执行他人的指示时，你并不总是知道护理诊断是如何构建的，或者实际上口头指示没有详尽地体现在护理诊断的文书中。你可能已经考虑过一些描述患者护理问题的专业术语，比如行动不便、失禁和自我护理缺陷。然而，这些表述可以更加精确，以帮助医护人员思考该做什么；更重要的是，可通过患者对自身需求的描述确定护理等级。

不准确的护理计划可能导致一些潜在问题，包括：

1.护理措施不一致；

2.护理措施不安全；

3.患者沮丧和情绪不稳定。

多尔蒂（Dougherty，2015）指出，由于不同学科看待问题的方式不同，患者的健康问题和护理诊断并不总是采用相同的术语表述。这就是为什么护理人员必须兼顾其他学科原则和患者本身，以整体和多学科的观点来提出护理诊断。接下来将讨论如何开展以及为什么要开展护理诊断。

二、护理诊断的历史与发展

护理诊断的历史源于护士对仅从生物医学角度来对待疾病和护理的挫败感，即只关注疾病而不是以患者为中心，忽略了护士对患者及其反应的观察。护理诊断并不是一个新概念。早在 160 多年前，费洛伦斯·南丁格尔就提出，医院需要保存记录，以便对护理效果进行比较（Nightingale，1859，引自 Weir-Hughes，2007，第 35 页）。20 世纪 70 年代，护理计划和评估的系统方法被引入到了全球护理学习和实践方案中（Gordon，1994）。在美国，护理诊断于 20 世纪 50 年代开始使用，在美国护士协会（American Nurses Association，ASA）的努力下，护理诊断逐渐融入护理实践；随着北美护理诊断协会（North American Nursing Diagnosis Association，NANDA）的进一步定义，护理诊断成为护理程序的一部分（Carpenito-Moyet，2016）。

大约在同一时间，卡珀（Carper）于 1978 年提出了她的护理理论。这些理论将护理知识与医学知识区别开来，也为护理诊断的发展提供了参考。卡珀的护理理论认为，患者是独一无二的个体，需要考虑患者个性化的资源和优势。NANDA 定义并描述了患者在各种情况下可能出现的护理诊断，例如焦虑、悲伤、绝望、急性疼痛、有遭受暴力的危险、活动障碍、体液不足、营养失调等[1]（Carpenito-Moyet，2016）。通过定义护理诊断是什么，护士被赋予越来越多的（照护）权力，这反过来又帮助他们明确护理是什么。完成实践活动 5.2 将帮助你理解这一点。

> **实践活动 5.2　反思**
>
> 回忆一下你第一次想当护士的情景。你认为护理是什么，它可能包括什么？你对护理定义的依据是什么？你认为现在的护理又是

---

[1] 翻译过程中，参照了人民卫生出版社孙玉梅等主编的第 5 版《健康评估》中附录 2：NANDA 护理诊断一览表（2021—2023）。

什么？发生了什么变化？
参考提纲见本章末。

你可能已经意识到，护理诊断是指识别患者生活中任何时候需要支持的要素或活动。护理重点关注的是护患合作过程中确定的个性化问题，而不是原始的医疗诊断。例如，股骨颈骨折，医疗诊断是仅针对这个疾病本身的诊断；而护理诊断更多关注的则是患者需要得到哪些方面的帮助，如减轻疼痛、预防压疮、清洁、穿衣和进食等。

从本质上讲，护理诊断是关乎患者个人的健康问题以及潜在的健康问题，而不是客观检查指标。接下来将继续阐述护理诊断的优缺点。

三、护理诊断的优缺点

护理程序的实施需要两个前提：①护理诊断与护理目标相一致；②护理诊断的制订有助于实现护理目标。护理诊断是护理程序的第一步，合理的护理诊断是实现护理目标的前提。虽然，护理和医学之间的学科专业知识在疾病预防、询问病史、诊断医疗问题和寻求咨询意见等领域有重叠，但在许多领域也存在差异，特别是护理和医疗在定义和管理健康问题等方面（Carpenito-Moyet，2016）。与大多数程序一样，护理诊断也有优缺点。

1.护理诊断的优点（Hinchliff et al.，2008）：

护理问题明确：能够非常清楚地与其他护士和医疗相关人员沟通患者的健康问题。

更加注重患者的个性化问题，而非大众问题：护理诊断体现了患者是独特的个体。

不同于医疗的是，护理诊断考虑护理优先等级：结合其他学科观点（例如社会科学）考虑护理问题的等级。

直接指导护理措施以及对措施效果的评价：护理诊断是护理计划和护理评价的基础。

因此，明确的护理问题和护理措施，可以为护士提供患者需求的信息，并建立护理结局的评价标准。这对新护士尤其有益，其次对于因临床工作繁忙导致护士口头交班时间有限，以及机构主要由临时雇工组成等情形同样有帮助。明确的护理诊断和护理计划有助于护士之间动态交接患者的护理，了解当前情况，并提供连续性护理。但是，护理诊断也存在一些缺点。

2. 护理诊断的缺点（Carpenito-Moyet，2016）：

患者不能理解护理诊断：制订护理诊断时，患者应参与讨论，以便他们能理解什么是护理诊断，以及护理诊断与医疗诊断的区别。

不同医疗保健系统间的护理诊断术语较难统一。

以护理诊断为导向的护理措施可能是墨守成规的：要求根据指示采取既定的护理措施，可能考虑不到患者的特殊情况。

护理诊断的表述方式可能会变得公式化，缺乏灵活性。

护理诊断增加了护理工作量：护理诊断为护理措施提供具体指导，将护理措施细化为每一项任务。

如果护士在评估患者时，能够意识到不把自己的价值观和对病情的判断强加于患者，上述护理诊断的一些缺点是可以避免的。当护士开始根据诊断而不是通过名字来称呼患者时，护士对患者施加的自我价值观和判断是显而易见的。不论何时，护士还应考虑到患者需求是护理措施施行的驱动因素，以及这些需求应该由患者主动并自愿提出。接下来将进一步讨论护理诊断与护理程序的关系。

四、护理诊断与护理程序的关系

护理程序是一种系统解决问题的方法，包括护理评估、护理计划、护理实施和护理评价4个阶段。它包括评判性地思考潜在的护理干预措施，以制订护理计划，然后评价护理措施的效果。护理程序在英国使用了一段时间，因为它可以帮助联结循证护理（Dyson，2004）。护理诊断是护理程序的关键部分，因为它明确了护理的重点。护理程序是周期性的，护理评估是第一步。通过与患者的沟通交流获得护理评估，这有助于护士制订护理诊断。护士在护理评估中发挥着主导作用，率先制订护理诊断，进而为患者提供护理计划。

护理诊断是护士通过对患者进行评估获得信息，并根据信息对患者的护理需求做出临床判断的过程（Dougherty et al.，2015）。提出护理诊断以及制订后续的护理计划有一个明确的过程。2016年，卡本尼托·莫耶特认为，不管是既往史、症状和体征描述，还是医疗、护理以及社会干预，患者均是起点。威尔逊（Wilson）等于2018年指出，使用系统的流程来确定护理诊断，有助于发现护理问题、找到解决方案。这些因素有助于发现潜在的临床问题，进而确定可能的护理诊断。2018年，威尔逊等建议，在护理评估和护理计划之间增加护理诊断。护理程序见图5.1。

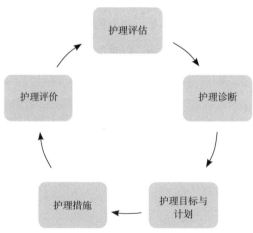

图 5.1　护理诊断是护理程序的一部分

我们已经确定的是，系统的护理诊断不仅关注疾病过程或治疗选择，还关注护理优先等级。因此，护士得到的结果可能与执业医师得到的结果不一致。尽管护理学家认为，随着护士承担高级实践护士角色并采用医学照护模式，这种区别正在缩小（McCarthy and Jones，2019）。在这一点上，同样重要的是要认识到护理诊断和护士对它们的使用在不同的护士之间也有很大的不同（D'Agostino et al.，2018）。准确记录护理诊断形成过程及护理干预计划实施过程，对于持续、有效和安全的护理非常重要（Ackley et al.，2022）。以下案例情境将阐述护理诊断如何衔接护理评估和护理计划。

（一）案例情境

比尔（Bill）的护理诊断：应对无效

比尔，邮递员，退休，已婚，育有两子，均已成年。其中一个住在新西兰；另一个住在伦敦，有着一份位高权重的工作。比尔的妻子在 6 个月前去世了，他自此失去了对生活的兴趣，也无法照顾自己。全科医生担心比尔患有抑郁症，将他转诊到社区成人精神卫生中心。精神科护士吉莉安（Gillian）对比尔进行了家访。吉莉安注意到比尔的家很脏，厨房的杯子和盘子都没清洗。她还观察到比尔没有剃胡须，并且闻到他身上有异味。她问比尔，妻子去世后他的情况如何。比尔看上去很难过，开始哭泣。吉莉安没有说话，但用手轻拍了比尔，尝试安慰他。吉莉安让比尔平静了一会儿后，开始讨论全科医生目前给他开的药物治疗方案。当比尔更冷静的时候，吉莉安问他是怎样照顾自己的。比尔说，他没有胃口，大多数时间都靠电视机陪伴。吉莉安问他是否进行过丧偶心理咨询。

吉莉安给出了"应对无效"的护理诊断，她将其定义为比尔无法进行正常活动和回避社交，并和比尔一起讨论了护理计划。她发现比尔曾经常去教堂，尽管他从妻子去世后就再没去过。吉莉安征得比尔的同意与牧师交谈，请牧师来看望比尔，并组织教会成员与他一起烹饪和打扫卫生。吉莉安还安排了克鲁斯（Cruse）小组成员和比尔聊天。当吉莉安第二周拜访比尔时，他开始变得有活力，并对生活有了兴趣。克鲁斯小组成员的到访对他产生了深远的影响。比尔说要去参加一个互助小组。吉莉安认为比尔因此恢复了一些应对能力。

（二）案例分析

上述案例阐述了护士如何定义护理问题（比尔的问题属于社会心理问题），并通过与患者合作找到解决方案。吉莉安很清楚这个问题，但没有将自己的价值观强加给比尔，而是在与比尔熟识的人合作和活动中，帮助比尔解决问题。然而，这些人没有一开始就参与护理诊断的制订，而是被动地参与进来为比尔提供帮助，这也会产生问题。因此，护理程序的持续评价很重要，可以检查护理措施是否有效。

五、护理诊断对患者和护士的潜在利弊

准确的护理诊断可以为患者提供有效的护理，节约护理时间（Weir-Hughes，2007）。这也是由于护士从不同角度关注了健康结局，促进了患者康复，从而减少了住院日（Welton and Halloran, 2005）。更重要的是，在某些情况下，护理诊断不仅可以预测患者需要哪些护理，还可以预测患者需要多长时间的护理

（D'Agostino et al.，2017）。这种思考问题的方式，能够更系统地展现护士在患者康复中的贡献。案例中，比尔能够通过吉莉安的护理计划得到部分康复，实现了护理诊断中确定的护理需求。护理程序（包括护理诊断）为护士提供了思考的机会，并指导护士如何思考，这对新护士特别有帮助（Wilson et al.，2018）。

相反，这种系统思维也会带来问题，即患者仅是被动地回答护士提出的程序化问题，有一种被"审问"的感觉，而不是被视为具有独特需求的个体。吉莉安把第一次与比尔见面的时间花在了文书记录与提问上，这可能使比尔感觉自己像在被"审问"。因此，为了与患者建立融洽的关系，应避免使用刻板的方法进行护理评估和护理诊断，而应该让患者参与到护理程序中来，并根据患者的偏好和能力制订护理计划。

如果护士依赖流程，这将会给他们的护理工作带来困难：面对患者的护理问题，缺乏创新性思维、忽略患者的个性化需求，所以不能提出创新的解决方案。吉莉安找到了一个创新的解决方案，即将当地教会和克鲁斯团体作为护患沟通的桥梁，让比尔重归社会。阅读以下案例情景，实践活动 5.3 可以帮助理解护理诊断其他方面的潜在利弊。

（一）案例情境

乔恩（Jon）的精神需求

患儿，乔恩，男，10 岁，诊断为白血病。放疗和骨髓移植均失败后，他目前正在接受化疗，自感疲惫不堪。因白细胞低入院治疗，由母亲安吉（Angie）陪伴。安吉明白乔恩的预后很差，因此她不愿意和孩子谈论病情，但又无法掩饰自己的苦恼，这让安吉感到精疲力竭。乔恩明白他的母亲很苦恼，但却不能和她谈论这件事，因为母亲总是以他很幼稚而拒绝与他沟通。乔恩向比斯拉特（Bisrat）倾诉了他对母亲的担忧。比斯拉特是一名在儿童癌症病房工作的高年资护士，深得乔恩信任。乔恩说，他知道自己会死，而且每个人最终都会死，那么为什么要逃避呢？他觉得困难的是，似乎没有人想和他谈论这件事，他们总是试图"逗他开心"。乔恩有许多想法和问题希望得到解答。由此，比斯拉特指出乔恩的精神需求未得到满足。当他们俩坐在一起，比斯拉特问乔恩想知道什么时，乔恩问他最后会发生什么，是否会疼痛。比斯拉特告诉他，他会变得越来越疲倦，最终陷入无意识状态。乔恩问这是否像睡觉。为了避免乔恩担心自己睡着了醒不过来而不敢睡觉，比斯拉特向乔恩仔细解释了睡眠和无意识的区别。她建议乔恩开始写日记，通过写日记来记录自己的想法和感受。比斯拉特说，当他找到合适的机会与他妈妈交谈时，这可能会对他有所帮助，同时很高兴在她工作的时候与他聊天。乔恩问他死后会发生什么事，比斯拉特告诉他，他们会把日记交给他的母亲。乔恩想了很久，然后说他的日记可以成为妈妈的礼物。

接下来的一周，乔恩在日记中写字和绘画。周末，比斯拉特发现乔恩和安吉在安静地交谈。安吉后来找到比斯拉特，感谢她的帮助。她说，乔恩对其疾病的接受帮她平息了一些自己的恐惧。其他护士注意到了乔恩和他母亲之间关系的变化，询问比斯拉特做了什么。

乔恩的病情逐渐恶化，比斯拉特成了他的责任护士。在随后的周末，乔恩去世了。比斯拉特把日记交给了安吉，并告诉她，日记是乔恩送给她的特别礼物。

实践活动 5.3 评判性思考

再次阅读以上案例，理解护理诊断对不同角色（患者乔恩，护士比斯拉特以及其他医护人员）的潜在优点。对乔恩的母亲可能有什么潜在影响？进一步思考护理诊断可能为同一类人群带来的潜在问题。

通过阅读乔恩的病例，想想你最近护理的患者。通过反思，你将如何对他们的精神需求做出护理诊断？这与 6Cs 中的哪些方面相关联？

参考提纲见本章末。

（二）案例分析

护理评估往往忽略了患者的精神需求，或者仅从宗教信仰的层面去理解精神需求。然而，就人们如何感知自己在宇宙中的存在而言，精神需求远不止于此（Clarke，2013）。研究表明，精神困扰是一种有用且有意义的护理诊断，因此护士应该很好地理解这一护理诊断（Caldeira et al.，2017）。护士不仅能够向他人解释护理诊断的特征以及如何使用护理诊断，还应该能够根据潜在利弊对护理诊断进行风险评估。

乔恩的案例中，乔恩和安吉受益于比斯拉特的创新性思维，而这种创新性思维来源于比斯拉特准确且富有洞察力的护理诊断。由于比斯拉特对安吉和乔恩的亲子关系以及乔恩的理解能力只有一个大概的了解，所以这种创新性思维提出的护理诊断也会存在风险。比斯拉特利用良好的沟通技能，确定了护理诊断以及患者需要解决的护理问题，并找到解决方案、制订了实施计划。

通过对护理诊断所带来的具体益处和潜在问题的探讨，你现在应该能够给予患者评估开始自主制订护理诊断了。

六、从患者评估中制订护理诊断

卡本尼托·莫耶特（Carpenito-Moyet，2016）列出了许多不同类别的护理诊断，包括：

1.现存的护理诊断——对现存主要问题特征的描述，如"口头表述应对无效"；

2.有风险的护理诊断——对风险问题的描述，如"有照顾者角色紧张的危险"；

3.潜在的护理诊断——可能会发生，但需要更多的信息确认，如"遵医行为不良，与自我决策或缺乏理解有关"；

4.健康的护理诊断——对有更高健康水平潜能的描述，如"健康管理有效"；

5.综合征的护理诊断——对某一组由特定事件引起的问题的描述，如"家庭暴力"可能存在许多不同的护理诊断，但这些护理诊断都与"家庭暴力"相关；

6.标准化的护理诊断——对某种特定疾病的护理诊断的描述，如标准的术后护理诊断（如内窥镜检查术后）。

（一）案例情境

收集并描述患者资料的目的是评估患者（更多信息参见第 3 章），主要包括以下方面：

1.病史；

2.既往史；

3.患者主诉；

4.患者对护理问题的理解。

确定护理诊断时，除了以上方面，还应考虑到患者的生理、心理、社会、精神、环境等因素；同时合理运用沟通、分析、创新性思维等方面的技巧解决问题。阅读以下案例，完成实践活动 5.4。

梅布尔（Mabel）的事故

梅布尔，女，56 岁，诊断为学习障碍。梅布尔居住在社会救济房里，她在过马路时被一辆汽车撞伤，有一个人骑自行车经过时发现她不省人事，于是叫了救护车，并一直等救护车到了才离开。

梅布尔在救护车上醒了过来，但仍然昏昏沉沉，格拉斯哥昏迷量表（Glasgow coma scale，GCS）评分为 13 分。到达医院前梅布尔诉头痛，并呕吐了 1 次，以颅脑损伤收治创伤病房。

入院后，梅布尔因陌生的环境感到焦躁不安，大发雷霆。医嘱予对其留院观察一晚，并对其抗晕、镇痛等对症治疗。梅布尔出院时，护士交代了颅脑外伤的注意事项，并告知她如果症状加重，需要返院随访。这些对前来收集梅布尔资料的护理人员来说是重复性的工作。

（二）案例分析

实践活动 5.4　评判性思考

通过以上案例，思考并列出梅布尔的所有护理诊断。它们分别属于哪一种类型？症状描述是什么？

参考提纲见本章末。

确定可能存在的护理诊断，判断是否符合前面描述的分类。难点是思考用什么术语描述护理诊断。解决这个难点请参照卡本尼托·莫耶特（Carpenito-Moyet，2016）列出的护理诊断。

七、小结

护理诊断是从护理的角度看待患者现存的健康问题。同时，护理诊断的制订可以只针对护理因素，也可以融合其他学科，但均需与患者共同制订（患者有能力参与的情况下）。护理诊断阐明了专业护士一直在做的事情，这对护理临床经验匮乏的护士尤其有用。护理诊断是系统性的，也是护理计划的起点。因此，准确描述护理诊断有助于提高其可理解性。

章节概要

本章阐述了什么是护理诊断，以及它在护理程序中的地位；列举了不同分类护理诊断的实例；阐明了护理诊断的优缺点，指出了这些优缺点会给护理带来的潜在问题。为了提高对护理专业的理解，请思考护理是什么，以及护士应该做什么。通过本章的实践活动，可以将评判性思维应用于不同情况下护理诊断的制订中。护理诊断是护理计划的开始，这些内容将在第9章继续讨论。

实践活动的参考提纲

实践活动 5.1　反思（102 页）

由于护理问题和护理需求是根据医疗诊断、患者提供的资料以及患者主诉而确定的。因此，护理诊断的术语可能会不一致。护理诊断不精确可能会增加护理计划的实施难度。例如，什么是活动受限？糖尿病患者的血糖水平达到什么程度时，会发生低血糖？老年人在清洁和穿衣方面需要何种程度的帮助？护理诊断和护理计划是否明确了这一点，还是每个刚接触护理的人每次都必须询问患者这些问题？

实践活动 5.2　反思（103 页）

人们对护理的理解是多方面的。护理就是照顾患者，仅仅是帮助患者缓解不适；护理就是为患者发药，媒体也会有这样的导向；基于个人的患病经历，人们可能会意识到护理是护士根据诊断决定下一步护理措施的过程。虽然护理诊断是护士开展护理措施的关键准则。然而，为了更好地指导护理措施的开展，需要清晰地表述护理诊断。你和其他实习护士的经历，让你得出了这个结论。通过学习理论知识，如责任制和 6Cs 的原则，进一步阐明了这一点。因此，护理是通过评估患者及其个性化需求，制订护理诊断，指导护理措施，以帮助患者获得他们的健康潜力。

实践活动 5.3　评判性思考（110 页）

通过案例"乔恩的需求"可以确定护理诊断的益处，即确保乔恩的需求得到尊重和认可，并为他的疑问提供诚实的回答。此外，通过日记改善了他和母亲之间的关系，激发了对他精神需求的讨论。对乔恩的母亲来说，潜在的好处包括有一个来自乔恩的持久纪念，感受到被支持和焦虑减轻。对于乔恩的护士比斯拉特而言，除了他的白血病和病情恶化的医学诊断外，她还能够确定乔恩的个人需求。

这个案例中，潜在问题是乔恩和他母亲之间进一步疏远的风险，乔恩写的日记内容可能会增加母亲在他去世后的伤痛。对于护士而言，潜在问题是如何准确地衡量乔恩的心理成熟度，以确保乔恩能够理解自己死亡的真正含义。其他专业人员面临的问题可能是如何理解比斯拉特的推理过程。因此，使用标准化术语记录推理过程，有助于其他专业人员的理解。本案例与 6Cs 最相关的核心价值观是勇气、关怀和同情心。

实践活动 5.4　评判性思考（113 页）

通过案例"梅布尔的精神需求"可以确定现存的护理诊断：理解力欠缺、沟通障碍，这与梅布尔的学习障碍、创伤或两者的混合有关——从梅布尔的回答中可以明显看出这一点；头部损伤的综合征诊断，包括梅布尔主诉的头痛和恶心；沟通障碍的风险诊断，如何确保梅布尔理解头部损伤的健康指导。这些诊断的定义性特征如下：

1. 恶心——主诉有阵发性呕吐感，伴流涎、面色苍白和心动过速；

2. 意识模糊——定向障碍、恐惧和焦虑；

3. 疼痛——患者报告并描述疼痛刺激的感觉和强度；

4. 言语和非言语信息之间的一致性。

拓展阅读

1. Ackley，BJ，Ladwig，GB，Makic，MB，Martinez-Kratz，M and Zanotti，M（2022）Nursing Diagnosis Handbook：An Evidence-Based Guide to Planning Care（12th edn）. St Louis：Elsevier.
一部大型的工具书，详细介绍了护理评估、护理诊断与护理计划。
2. Carpenito-Moyet，LJ（2016）Handbook of Nursing Diagnosis（15th edn）. Philadelphia，PA：Wolters Kluwer Health/Lippincott Williams Wilkins.
本书明确了护理诊断的历史和针对概念的一些问题，并详细阐述了多种护理诊断及其特点。对新手从业者尤其有用。

第6章
护理计划的原则

译者：鲜继淑，王飞龙

基于《未来护士：注册护士的能力标准》，本章将介绍以下宗旨和能力标准：

宗旨1：成为一名负责任的专业人员

在申请注册时，注册护士应能够：

1.2 理解相关法律、法规，管理要求、政策和伦理框架，包括任何强制性报告义务，并将其应用于所有实践领域，同时酌情区分英国各级立法机构的法规。

宗旨3：评估护理需求并制订护理计划

在申请注册时，注册护士应能够：

3.4 理解并应用以人为本的护理方法，在与照护对象及其家属、社区和全年龄段人群共事时，能够共同评估、计划、决策和设定目标。

3.7 理解并应用做出合理调整的原则和程序。

3.8 在为不具备相应行为能力的照护对象做出护理决策时，应当理解并遵守所在国家有关精神心智能力的法律。

3.15 具备与照护对象及其家属、照护者合作的能力，共同持续监测、评估和再评估所有议定的护理计划和护理措施的有效性，共同制订决策、重新调整议定的目标，记录进展和各项决定。

3.16 知道何时以及如何将照护对象安全转介至其他专业人员或服务机构，以接受临床干预或支持。

宗旨5：领导和管理护理工作并开展团队合作

在申请注册时，注册护士应能够：

5.4 理解护理团队和跨学科团队所有成员的角色、职责和工作范围，以及如何充分发挥其他参与照护人员的贡献。

5.9 对其他团队成员的照护工作提出建议和建设性反馈，并帮助他们发现和认同个人的学习需求。

章节目标

通过本章学习，你将能够：

1. 阐述护理计划的目的；

2. 确定护理问题；

3. 理解护理计划的各个阶段；

4. 将护理作为一种治疗方法与护理结局联系起来；

5. 制订护理计划。

一、引言

（一）案例情境

格蕾丝（Grace）失去了自信心

格蕾丝，女，78 岁，和她的朋友玛丽（Mary）住在一栋半独立式住宅里。格蕾丝最近摔了一跤，自信心大受打击。格蕾丝平时很外向，她以前参加过很多活动，例如阅读小组以及在当地的一家午餐俱乐部帮忙，但她现在害怕独自出门。玛丽患有严重的关节炎，无法为格蕾丝提供太多帮助。中期照护团队（Intermediate care team）[1] 的护士西沃恩（Siobhan）收到了格蕾丝的转诊，评估了她的需求，并为她制订了护理计划。当去格蕾丝家探访时，西沃恩注

[1] 译者注：中期照护（Intermediate care）是英国近代健康照护体系改革的关键，主要是经过各种具备积极意义的治疗，让病患在急性疾病出院之后依然能得到适当的治疗，以恢复最佳健康状况。

意到楼下有很多松脱的地毯，而且通往她一楼卧室的楼梯非常陡峭，只有主栏杆可以支撑，从厨房到餐厅还有一个台阶。当西沃恩为格蕾丝检查视力时，格蕾丝说她的视力因为糖尿病而变得越来越差。西沃恩又检查了格蕾丝的血糖值和正在服用的降糖药，结果显示血糖值在正常范围。

当西沃恩询问格蕾丝为什么跌倒时，格蕾丝很崩溃，她说自己和玛丽因为做晚饭的事吵了一架，她没有看路，结果被绊倒了。格蕾丝感到很难受并且情绪低落，摔倒后心情更差了，因为她觉得出门不安全，但又想念其他的朋友。

西沃恩分析认为，格蕾丝所处的环境不安全，并且行动能力以及心理社会问题都需要纳入护理计划。通过与格蕾丝合作，西沃恩制订了包括其他专业人员在内的护理计划，例如职业理疗师能确保格蕾丝得到提高其适应性的帮助，使房子（环境）更安全，让她有能力照顾好自己；心理支持将帮助格蕾丝缓解情绪低落的问题。由于西沃恩与中期照护团队中的其他专业人员，如职业理疗师之间的紧密合作，她得以分享自己的护理计划并讨论其中的一些措施。

格蕾丝房子的楼梯上安装了一个额外的扶手，在厨房的台阶上也安装了一个壁挂式扶手。格蕾丝和玛丽请朋友帮忙搬走了松脱的地毯，还邀请午餐俱乐部的人去家里做客。当西沃恩再次见到格蕾丝时，她变得更自信、更开心了。

（二）案例分析

在前几章的基础上，本章介绍了护理计划中需要纳入的要素，以确保护理程序的整体性和以人为本的应用。一份完整的护理计划有助于其他专业人员了解护理行动如何符合服务对象护理问题的优先次序。上述案例情境阐明了团队如何协作，让不同专业人士参与到患者护理措施的制订中，并强调了 6Cs 中的沟通、护理和承诺三项原则。本章将解释为什么需要护理计划以及如何制订护理干预措施。通过一系列实践活动，你将能够把疗法与护理结局联系起来，并制订书面护理计划。

二、为什么需要护理计划

患者的需求不仅限于医疗需求，还有必要提供支持和制订护理计划，这将涉及不同的专业人员。制订个性化的护理计划有益于患者、医疗与社会保健专业人员，也有益于上述专业人员所工作的组织机构。这些益处包括（Department of Health，2009）：

1. 个性化护理——让患者参与决定他们的护理需求，以及如何满足这些护理需求；

2. 整体护理——考虑患者需要的全部生理、心理、社会和精神护理要素；

3. 促进健康——探索患者对其自身护理问题的理解，并提供必要的信息，帮助照护对象实现更高水平的健康；

4. 促进健康保健平等——标准化护理有助于医疗机构间分享和推广良好的护理实践；

5. 鼓励参与——患者参与可以为共同护理决策提供信息；

6. 提高效率——根据需求调配和使用资源。

护理计划之所以重要，其原因在于它可以将患者的护理从一个专业人员传递到另一个专业人员，其间需要确保所有相关人员都清楚地了解患者需求。这种在不同专业人员之间实践协调护理的能力被称为延续护理，延续护理对照护对象的健康有积极作用，使人们能够达成护理计划中设置的健康结局（National Institute for Health and Care Excellence，NICE，2019）。思考以下案例情境，分析如何在实践中达成护理计划的益处，然后回答实践活动 6.1 中的问题。

（一）案例情境

莱尼（Lenny）的长期精神健康状况

莱尼躲进了他的房间里，因为他听到了一些声音，就臆想他的女朋友米莉（Milly）想要杀他。米莉对莱尼感到害怕，于是求助他们的全科医生保罗（Paul）。保罗来到家里，隔着房门与莱尼交谈。他发现莱尼需要帮助，但无法把他从房间里哄出来。根据 1983 年《精神卫生法》（*Mental Health Act*）的规定，即使违背莱尼的意愿，也可以让他住在当地精神病院里，前提是要保证他和其他人的安全。事实上，莱尼已经开始对米莉施暴，因此有必要将他送进医院。米莉觉得这一切令她非常难过，并在此时离开了莱尼。

莱尼刚入院时，护士莫伊拉（Moira）注意到他的困惑、愤怒和害怕。莫伊拉理解莱尼需要安全感，并给予他时间和空间去调整。莫伊拉将莱尼带到房间，问他想喝点什么。莫伊拉知道莱尼很可能会对她做的饮料有所怀疑，于是从自动售货机里拿了一瓶可乐，没打开就给了莱尼。接下来的几天里，莫伊拉开始聊起莱尼的好恶，比如喜欢什么时候睡觉、什么时候起床，喜欢什么活动，等等。莫伊拉通过这种方式开始与莱尼建立一种治疗关系，在充分了解莱尼个人偏好的基础上，在可能的情形下，让莱尼尽量多地控制自己的生活。

医生给莱尼开了药物以缓解他的症状。莫伊拉是最能成功地让莱尼服药的护士。莫伊拉还劝莱尼吃正餐，把卷心菜及诸如此类莱尼不喜欢的食物拿掉。莫伊拉还说服莱尼洗澡，并告诉莱尼她会在门口守着，确保他洗澡的时候没人进浴室。

渐渐地，药物开始发挥作用，莱尼恢复一些正常的感觉，莫伊拉告诉莱尼这些发生在他身上的变化，以及可以采取什么措施来控制他的症状。在制订护理计划时，莫伊拉询问莱尼想做什么，查看出院计划时莱尼说他不能回到以前的住所，自从他的女朋友离开后，房租就过期了，公寓也有了新的租户。莫伊拉建议莱尼和社工谈谈，帮着看看有哪些选择。

莱尼与社工吉姆（Jim）见了面，并制订了一份出院计划。社工为莱尼在一家专门为有精神健康问题的人设立的旅社找到了住处。莫伊拉帮莱尼整理了去旅社所需的物品，还告知他在困境时求助的途径，并在出院前进行了药物宣教，强调了即使他感觉良好也要继续服药的重要性。莱尼出院后被送往旅社，在那里他见到了将继续照顾他的社区精神科护士彼得（Peter）。在彼得和吉姆的帮助下，莱尼最后在当地一家超市找了一份兼职工作。

（二）案例分析

上述案例表明，莫伊拉在饮食上为莱尼提供了诸多选择，并通过满足他对隐私的需求以实现个性化护理。她会等到莱尼准备好倾听时才向他解释病情，这样莱尼就可以更多地了解如何保持健康。只有在药物发挥作用后，莫伊拉才让社工吉姆参与进来，为莱尼寻找工作和住所。有精神健康问题的照护对象遭受着许多不平等待遇，这在就业市场上尤甚，因此为莱尼成功找到工作非常重要。住宿的选择也很有限，但旅社认为莱尼正处于康复期，并且他们一直在为有精神健康问题的照护对象提供住宿，如果是其他旅社可能就没这么宽容了。让社区精神科护士参与是对资源的有效利用，可以帮助莱尼在社区中保持良好的状态，以免他重返精神病院，同时还为他的就业和长远发展提供支持。

完成实践活动 6.1 将有助于你思考护理计划在其他情形中应用的益处。

实践活动 6.1　评判性思考

思考下一个可能的护理情境。列出一个问题清单，说明为什么在这种情形下需要护理计划，以及如何实施护理计划。考虑如何通过在该情境中使用个性化的护理措施以减少健康保健不平等。

参考提纲见本章末。

现代健康和社会照护观鼓励患者尽可能地参与到对其自身的护理活动中。自 20 世纪 90 年代以来，患者参与已成为政府卫生政策的重要内容，将患者纳入护理决策被认为是一种好的护理实践，也是 NHS 对患者的一项承诺（NHS, ND）。事实上，2005 年的《精神心智能力法》（*Mental Capacity Act*）明确规定："除非确定一个人缺乏行为能力，否则视其为具备行为能力"，以及"除非帮助一个人做决策的所有可行措施均告以失败，否则不能将其视为无法做出决策"。本质上意味着，如果一个人有能力（行为能力）做出选择，就应该支持他自我决策；当决策影响到对他们的护理时，这一点便尤为重要。

实践活动 6.2　反思

想想你或你爱的人参与医疗护理或社会服务的场景。思考你或他们如何看待在护理决策中的参与程度。护理决策的实施情况如何，你或他们的感受如何？

由于本次活动是基于你的经验，因此本章末没有提供参考提纲。

因此，当你思考为什么需要护理计划时，你的答案可能是，因为护理计划体现了患者的护理需求和护理的优先事项，以及同患者一起制订护理计划的过程。护理计划也显示出对作为独立个体的照护对象的尊重。接下来要讨论的是如何将

患者的优先事项转化为护理问题。

三、确定护理问题

在第 5 章介绍护理诊断时，我们已经谈到了一些护理问题。本章节的目的是更详细地探讨什么是护理问题，以及如何将其理解为护理程序的一部分。

护理问题很简单，即指护理情境中的照护问题。正如第 5 章所强调的，护理问题可用于制订护理诊断，但需要使用专业人员和患者都易于理解的标准化语言。例如，一名患者对医疗诊断的信息需求未得到满足，引起了（患者的）焦虑。在确定护理问题时，并不意味着将自己的护理观点强加于患者。相反，要与患者一起确定护理问题的优先事项。本案例中护理的首要任务是确保患者理解医疗诊断及其含义，以便患者在知情的情况下积极地参与后续治疗。

因此，确立护理问题需要运用第 3 章中所提到的沟通技巧，以建立一种治疗关系，在这种关系中你能够表现出富有同情心的一面。这意味着你能够通过以人为本的方式，理解患者的护理需求并贯彻 6Cs 的核心价值观，这种方式对推进护理工作和实践很有意义。在实践中，要根据患者的需求而不仅仅是你的专业意见来制订护理计划。当患者需求与护士的护理重点相一致时，护理可以得到改善，包括患者安全在内的健康结局也能得到改善（Ringdal et al., 2017）。

> **实践活动 6.3　反思**
>
> 回顾莱尼和护士莫伊拉的案例情境，思考莫伊拉采取以人为本的方式为莱尼制订护理计划时，是如何体现 6Cs 原则的。
>
> 参考提纲见本章末。

确立护理问题的一种方式是使用"有声思维"（think-aloud reasoning）的推

理过程，患者和其他专业人员可能参与其中（Funkesson et al., 2007）。该过程使你能明确用于解释护理问题形成过程的护理知识，同时，也会注意到患者的体验和贡献。在有声思维的过程中，每个参与者都可以发表自己的想法（Burbach et al., 2015），从而使最终的护理计划能够综合每个参与者的观点。

当你将护理问题和患者问题相结合时，你就是在采取以人为本的方式工作，因此护理计划的制订过程也是以人为本的。这里对以人为本的理解是基于麦考马克（McCormack）和麦坎斯（McCance）于2016年提出的观点，即从照护对象的角度看待问题并赋予患者自主决策的权利。其他专业人员和患者的参与将提高护理计划制订的整体可信度（比如格蕾丝和莱尼的案例情境）。阅读下一个案例情境将帮助你了解如何通过以人为本的方式确定护理问题。

（一）案例情境

戴维（David）对接种疫苗的焦虑

戴维，15岁，是一名中学生。他该注射卡介苗了（一种预防结核病的疫苗），同年级的所有同学都在学校大厅排队，由校医菲奥娜（Fiona）为他们注射。戴维不愿意打针，也不愿意合作。他越发苦恼，于是走了出去，途中把一叠文件扔在了地上。

菲奥娜决定晚些时候单独和戴维谈谈。第二天，她在办公室见到了戴维，问他感觉如何。戴维告诉她，他昨天很生气，因为在他收到学校寄的疫苗注射回执信后，在家里和妈妈吵了一架。戴维的妈妈告诉他注射疫苗很重要，而戴维不明白为什么需要注射疫苗。戴维在与同学一起排队等待打针时，他感到很难受，当走近菲奥娜接种疫苗的桌子时，他感到心跳加速，吓出了一身冷汗。他不想被同学发现自己的紧张，决定还是走出去比较好。戴维不理解注射疫苗的意义，因为他没接触过患病的人，认为没必要这么麻烦。

菲奥娜向戴维解释了注射疫苗的重要性，并询问戴维是否有过不愉快的打针经历。戴维回忆起小时候和妈妈一起去看医生，护士和蔼地和他说话，然后在他的屁股上打了一针，感觉像扎了一根钉子一样。他从没忘记过这件事，现在每当医护人员接近他时，他都感到不可信任。菲奥娜认为是戴维的焦虑导致了他的恐慌不安，她向戴维讲述了注射过程、风险和益处，并提出可以为戴维单独注射疫苗。菲奥娜向戴维讲解了一些视觉分散法的技巧，可以帮助他缓解焦虑。戴维感到平静了下来，也更能控制自己，于是请菲奥娜给他注射疫苗。在菲奥娜给他注射的时候，戴维使用了菲奥娜教他的技巧，注射时他几乎没有任何感觉。菲奥娜建议戴维跟妈妈谈谈这件事，以防将来再次（因为打针）焦虑。

（二）案例分析

该案例情境表明，同理心是建立信任和融洽关系所必需的非评判态度的一部分。该案例情境还与"同情心"的核心价值有关，即对患者的情绪感同身受。菲奥娜很容易做出判断：戴维的行为就像一个典型的青少年，不愿意别人告诉他该做什么。然而她意识到戴维的行为背后存在着另一个问题——焦虑，这可以作为一个护理问题来处理，是由于缺乏知识和对疼痛的恐惧而产生的焦虑。通过采用一些技巧，如视觉分散法，让戴维想一些愉快的事情，以及以前让他感到快乐的舒适场景。菲奥娜和戴维成功合作，最终戴维接受了疫苗注射。然而，菲奥娜意识到戴维可能还会产生焦虑，于是建议戴维和妈妈谈谈这件事，帮助他获得进一步的支持，并通过寻求未来的解决方案来表明对他的承诺。

护理问题并不总能在当下即刻得到处理和解决，它们可能需要更多的长期管理。因此，重要的是要认识到，在护理计划制订的过程中有短期目标、中期目标和长期目标。接下来将更详尽地介绍制订护理计划的各个阶段。

四、护理计划的各个阶段

护理程序的各个阶段已在第 5 章中阐明（图 5.1）。护理计划的各个阶段也以类似循环的方式遵循护理程序，各阶段内容如下：

1. 确定护理问题和护理诊断——根据患者资料以及与照护对象的讨论予以明确定义；

2. 确定预期目标——与照护对象达成一致，清晰明确解决护理问题所需达到的目标；

3. 确定护理措施——根据你对情境的评估以及你的专业知识与技能制订护理措施；

4. 评价护理过程——记录护理措施的实施结果；

5. 评价日期——明确目标达成的预期时间。

护理计划各阶段的应用如下：

第 1 阶段：患者可能有多个护理问题，尤其是病情复杂的患者。确定护理问题的优先次序取决于对患者的评估结果和护理计划过程以及患者需要的护理模式（参见第 7 章）。由于护理计划过程包括评估现存和潜在的护理风险，因此护理问题也分为现存问题和潜在问题。在制订护理计划时，必须明确某个问题被列为护理问题的依据。例如，患者的焦虑是一个护理问题，因为护理就是要让患者感到被倾听、舒适、知情，以及心理和社会安全。

第 2 阶段：预期目标是指患者通过接受护理后，期望达到的行为改变或感受改变（例如，能够用一根拐杖行走或感觉焦虑减轻）。预期目标必须具备明确性（specific）、可测量性（measurable）、可达成性（achievable）、相关性（relevant）

和时限性（time-based），即 SMART 标准。如果预期目标不清晰，就很难保证护理计划的实施。如前所述，预期目标分为短期目标、中期目标和长期目标。制订预期目标的另一个标准是 PRODUCT 标准，威尔逊（Wilson）等人于 2018 年将其描述为以人为本（patient-centered）、可记录（recordable）、可观察（observable）、可测量（measurable）、指导性（directive）、易理解（understandable）和清晰（clear）、可信性（credible）以及与时间相关（time-related）。SMART 和 PRODUCT 标准有明显的相似之处，都需要与患者达成一致，并在特定的时间范围内、是明确和可测量的。实际工作中使用哪种标准，则取决于该标准是否与患者和护理情境相适应。

第 3 阶段：制订护理措施要给出具体的指导，护士需要做什么，以解决护理问题并达到具体的预期目标。制订护理措施应基于循证证据（Ellis，2023），并尽可能参考最新的研究成果（Wilson et al.，2018）。护理措施还需要切合临床实际，在现有条件下具有可持续性。

第 4 阶段：在评估时，有必要动态审查对护理问题的定义和对预期目标的陈述，以发现患者的变化以及陈述的修改。护理问题不一定总是能完全解决，因此，持续性护理需要不断修订护理问题的定义以及护理措施。

第 5 阶段：评价日期需要设置在可能解决特殊问题的时间范围内。评价日期对团队之间的沟通和护理的连续性也很重要，这将确保在预期的时间点评价患者的病情进展和护理程序的结果。切实可行的评价日期对于确保医疗资源得到有效的利用也很重要。

如上所述，护理计划必须考虑短期、中期和长期目标以及心理社会、精神和生理方面的问题，以便护理计划过程具有整体性。上述护理计划的各个阶段在医院病房环境下很容易识别，但是，在门 / 急诊区域或社区可能不那么明显。然而，无论在哪种环境工作，上述阶段都是护士护理计划思维的一部分。因此，重要的是要清楚如何制订护理计划，以明确你对患者做出护理决策的依据（更多有关护理决策的内容参见第 9 章）。接下来，我们将把其中一些原则转化形成书面的护理计划。

五、制订书面护理计划

护理患者需要有一个明确的护理计划，即希望达到什么目标、由谁来执行护理措施以及如何推进（Wilson et al.，2018）。前一章节中护理计划各阶段的示例见表6.1。

（一）案例情境

蒂姆（Tim）的评估

蒂姆，50岁，是一名消防员，他接受了痔疮切除的日间手术，并在术后住进了日间病房。蒂姆与妻子卡罗尔（Carol）以及三个孩子生活在一个半独立式的房子里，孩子们的年龄分别为8岁、12岁和14岁，他们没有养宠物。卡罗尔是一名轮班的注册护士。蒂姆不吸烟，只在下班后才喝酒，他的身体质量指数为24 kg/m²。入院时，蒂姆的体温为36.2 ℃、脉搏74次/分、呼吸12次/分、血压122/82 mmHg。蒂姆做的是全麻手术，他有望在术后充分恢复，今天晚些时候就可以回家，由他的妻子照顾。

（二）案例分析

下面的案例情境提供了一些护理计划中常见的问题，以帮助护士思考如何避免这些问题。实践活动6.4和6.5需要你评判性地思考问题和可能的解决方案。

第 6 章 护理计划的原则

表 6.1 护理计划示例

护理问题	护理目标	护理措施	护理评价	评价日期
焦虑：担心手术会影响工作能力	短期：日间手术出院时，蒂姆的医院焦虑和抑郁量表（Hospital anxiety and depression scale, HADS）测量值在正常范围。	注册护士给蒂姆时间和空间，让他表达围手术期的焦虑。在术前和日间手术出院时，注册护士会向蒂姆介绍手术过程和可能产生的影响。当蒂姆从日间手术室出院时，注册护士会告知他避免并发症的注意事项。	蒂姆在出院前表达了他对重返岗位和像以前一样工作的担忧。外科医生和注册护士已向蒂姆解释了手术情况，他知道自己出院后 14 天内无法工作，即执行消防任务。蒂姆已被告知预防便秘并注意感染迹象。蒂姆已获取日间手术间的电话。	出院前
	长期：休息 14 天后，蒂姆可以正常工作。	注册护士将在术前和出院前使用 HADS 检测蒂姆的焦虑程度，并与团队成员讨论检测结果。		
术后疼痛和恶心	短期：蒂姆的疼痛和恶心症状将在术后通过药物控制。	注册护士将在蒂姆术后返回时，给药 30 分钟或术后 1 小时以及出院前评估其疼痛和恶心症状（数字评分表）。注册护士 / 助理护士会让蒂姆保持舒适的卧位。	蒂姆术后返回时疼痛评分为 3 分，恶心评分为 1 分。在医生开具止痛、止吐药物，用药 30 分钟后症状缓解，出院时，蒂姆的疼痛和恶心评分均为 0。蒂姆和他的妻子知晓如何服用药物，服药期间他不能喝酒，也不能操作机器设备。	术毕返回病房时、用药后 30 分钟、返回病房后 1 小时后及出院时
	长期：14 天后，蒂姆不再感到疼痛或恶心。	注册护士确保蒂姆带止痛药回家，并服用，同时指导蒂姆和他的妻子，如果在家里疼痛或恶心加重，在哪里可以寻求进一步的帮助。		

续表

护理问题	护理目标	护理措施	护理评价	评价日期
认知能力：对时间地点的定向力下降	短期：蒂姆将在出院时完全辨别时间和地点。长期：24小时后蒂姆能够对决策信息进行认知加工。	注册护士/助理护士会给予蒂姆充分时间慢慢清醒。注册护士/助理护士会告知蒂姆他已经回到病房，以及当时的时间。注册护士将使用拉姆齐镇静量表（Ramsay Sedation Scale, RSS）检查蒂姆的镇静评分。蒂姆完全清醒时，注册护士与之沟通手术的情况。	从手术室回到病房时，蒂姆昏昏欲睡。镇静评分3分。他曾两次询问时间。出院时，蒂姆已经能够完全辨别时间和地点，但他仍感到有些疲惫，医生建议他回家后好好休息。	从手术室返回时
现存问题：直肠手术伤口；潜在问题：伤口感染	术后第1周结束，伤口愈合且无感染。	出院前，注册护士观察伤口是否有术后出血，并告知蒂姆在家如何护理伤口。告知蒂姆和他妻子感染的迹象，如有感染的迹象，要向全科医生寻求帮助。	出院前，蒂姆的伤口上有少量出血。他出院时还带着备用护垫。	出院前
长期问题：继发便秘	第7天开始，蒂姆开始坚持高纤维饮食。	注册护士/助理护士指导蒂姆选择高纤维饮食，每天至少喝2升水。	日间手术出院时，蒂姆知道什么饮食有助于恢复。	出院时

实践活动 6.4　评判性思考

为明迪（Mindi）制订预期目标：明迪被诊断为糖尿病，肺部感染。护理明迪的实习生发现了一些护理问题，其中之一就是血糖控制不佳，她将预期目标写为"能够维持正常的血糖水平"。

应用 SMART 标准，你能找出这个预期目标有什么问题吗？

参考提纲见本章末。

实践活动 6.5　评判性思考

为乔治（George）制订护理措施：乔治被诊断为脑卒中，他现在已经恢复了一些语言能力，但仍然行动不便。乔治非常沮丧，很难接受其他人对他的照顾。护理乔治的实习生制订了以下护理措施：

1. 照顾好乔治；
2. 咨询心理咨询师；
3. 咨询职业治疗师；
4. 咨询理疗师；
5. 完成焦虑和抑郁量表评分。

你能找出这些护理措施有哪些问题吗？

参考提纲见本章末。

实践活动 6.5 将帮你反思学过的护理计划知识，并有助于你将护理计划运用于护理实践。

实践活动 6.6　反思

在制订护理计划时，你需要记住哪些要点？应该如何制订目标？如何确保护理计划过程能够以人为本，并切实遵循 6Cs 核心价值观？

参考提纲见本章末。

六、护理治疗与护理结局的关系

护理工作力求在情感、心理、社交、精神和生理方面为患者提供支持。作为一名护士，你需要找到与患者相处的方式，从而建立治疗关系和同理心，让患者觉得你理解他们的观点。但同时，你也需要系统地开展工作，以实现预期目标。护理体现在"不是我们做什么，而是我们如何做"（Hawkey and Williams，2007）。

护士与患者的接触时间最长，正是在护患相处过程中，护理变得更具有治疗价值，而不仅是以完成任务为导向。因此，护理结局以护理和照护对象的内在感受为中心，而非医学诊断（即基于照护对象的护理和康复经验）。然而，临床护士的专业背景或患者本人会影响护理计划的制订和护理措施的落实（Worden and Challis，2008）。概念图是一种方法，它强调以人为本的整体护理观，而不是以疾病为中心（Ogden et al.，2017）。照护对象的评估信息在概念图中分属于不同领域，以确定相应的护理问题，概念图可以显示各领域间护理问题的关系。这是一个动态的过程，护士应考虑到专业知识和评估信息之间的差距，并促进对患者病情复杂性的理解。通过概念图的方式，护士与患者建立的治疗关系也与护理结局有关，有助于护士评估护理计划和护理措施的有效性。

实践活动 6.7　制订护理计划

在下一个护理情境中，你可以尝试使用本章介绍的原则为患者制订护理计划，并与带教老教师讨论你是否取得了成功。

由于本次实践活动基于你的经验，因此本章末不提供参考提纲。

七、小结

以人为本的护理计划建立在治疗关系的基础上，这种治疗关系承认照护对象的个性，并将重点放在如何与照护对象共同制订护理策略，而不是为照护对象决定护理策略。以人为本地制订护理计划需要你学习和培养与患者相处的方法，而不仅仅是如何护理患者。在繁忙的健康和社会照护环境中，花时间与照护对象在一起可能会很困难，但在实现符合 6Cs 核心价值观的护理目标和优质护理方面，这样做是非常有意义的。

章节概要

本章讨论了护理计划对于有效护理患者的重要性。本章还探讨了护理计划的过程如何与护理过程和所涉及的不同阶段有关。你可以避免护理计划中的一些误区，并制订自己的护理计划。思考护理措施如何与护理结局相关，以促进对护理实践的反思。

实践活动的参考提纲

实践活动 6.1 评判性思考（第 124 页）

以下问题将帮助你确定护理计划在特定环境中的作用。

1. 使用了哪种类型的护理计划？

2. 如何使用护理计划？

3. 每个患者 / 病情的护理计划是否遵循相同的格式？

4. 是否基于特定的护理模式 / 理念？

5. 工作人员如何记录患者的偏好？

6. 患者 / 照护者是否始终参与护理计划，是否有例外情况？

7. 如果是，这些例外情况是什么？

健康保健不平等现象可以通过考虑应用个体化的护理计划来减少，例如，为有心理健康需求的患者提供最佳机会和获得资源的途径。

实践活动 6.3 反思（第 125 页）

关心：莫伊拉承诺尽其所能，按照莱尼的要求帮助他。

同情心：莫伊拉表现出理解和同理心，尊重莱尼的人格，努力保护他的尊严。

能力：莫伊拉懂得如何及时满足莱尼的护理需求，并在必要时让其他人参与进来。

沟通：莫伊拉倾听莱尼的心声并理解他。她与莱尼以及其他参与照顾莱尼的人进行沟通。

勇气：莫伊拉表现出了横向思维能力，她尝试了各种方法来帮助莱尼，例如给他拿一瓶可乐、在他洗澡时守在门口。

承诺：莫伊拉承诺给予莱尼支持，用所有的技能和知识帮助他康复。

实践活动 6.4 评判性思维（第 133 页）

在制订恰当的预期目标时，你可能会质疑正常值的含义、时间范围以及测量方式。你可能想到一个更好的预期目标，即"在未来 7 天内，通过血糖仪测量，将血糖水平保持在 5~8 mmol/L 之间"。这个预期目标就明确规定了测量的条件和方法。

实践活动 6.5　评判性思考（第 133 页）

你可能已经发现：首先，这些不是护理措施，因为其中许多都没有护士的参与；其次，乔治似乎没有参与这些护理措施的制订。因此，护理措施可能更适合包括以下内容：

1. 给乔治时间和空间来表达他的感受；

2. 认真倾听乔治的心声，了解他所关心的问题和优先考虑的事项，以及他希望以何种方式照顾他；

3. 向乔治提供一些自我护理的策略，一旦这些策略被确定，就将其添加到护理计划中。

这种护理计划更注重以人为本，因为乔治参与确定了护理的优先事项和护理决策。虽然转诊可能是护理计划的一部分，但它们不应该是首要的解决方案，因为转诊本身并不是护理措施。

实践活动 6.6　反思（第 133 页）

你可能已经认识到采用以人为本的方法进行护理评估和护理计划的重要性。这意味着要确定患者护理的优先事项，并将其与护理问题保持一致。你可以将护理计划的不同阶段视为确定问题和目标明确、可测量、可实现，且有时间限制的预期目标。你可能已经意识到，与患者交谈，给他们时间和空间来表达自己的需求，讨论护理方案和策略，是促进以人为本的决策和落实 6Cs 核心价值观的适当方式。

拓展阅读

1. McCormack，B and McCance，T（2016）Person-Centred Practice in Nursing and Health Care：Theory and Practice（2nd edn）. Oxford：Wiley-Blackwell.
本书为以人为本的护理实践提供了全面的、与时俱进的指导。

2. Wilson，B，Woollands，A and Barrett，D（2018）Care Planning：A Guide for Nurses（3rd edn）. Harlow：Pearson Education.
本书针对护理计划的制订给出了循序渐进的指导，并考虑了一些可能的护理模式。

第 7 章
护理模式和护理计划

译者：庞亚娟

基于《未来护士：注册护士的能力标准》，本章将介绍以下宗旨和能力标准：

宗旨1：成为一名负责任的专业人员

在申请注册时，注册护士应当能够：

1.8 在所有需要应用证据和经验做出循证决策的情况下，具备批判性思考的知识、技巧和能力。

1.9 理解依据照护对象需求和偏好做出所有照护和干预决策的必要性，识别并处理任何可能对决策造成不当影响的个人及外部因素。

1.16 具备完整保存、清晰、准确和及时记录的能力。

宗旨2：促进健康、预防疾病

在申请注册时，注册护士应当能够：

2.10 以易于理解的方式提供信息，帮助照护对象理解其健康状况、生活选择、疾病和照护并做出相关决定。

宗旨3：评估需求并制订护理计划

在申请注册时，注册护士应当能够：

3.6 具备有效评估照护对象的能力，包括对自身照护做出决策的能力以及给予或拒绝知情同意的能力。

3.15 具备与照护对象及其家属、照护者合作的能力，共同持续监测、评估和再评估所有议定护理计划和护理措施的有效性，共同制订决策、重新调整议定目标，记录进展和各项决定。

3.16 知道何时以及如何将照护对象安全转介至其他专业人员或服务机构，以接受临床干预或支持。

宗旨 4：实施及评价护理

在申请注册时，注册护士应当能够：

4.2 适时与照护对象合作，鼓励共同决策，以支持照护对象及其家属、照护者进行护理管理。

章节目标

通过本章学习，你将能够：

1. 描述各种护理模式；

2. 认识护理模式的重要性；

3. 解释使用护理模式如何能够结构化护理评估过程；

4. 描述使用护理模式如何影响照护计划中的决策制订。

一、引言

（一）案例情境

斯特拉（Stella）的哮喘发作

斯特拉，女，50 岁，是一名会计师，从小患有支气管哮喘，她的工作压力很大，特别是每年的某些特定时候，例如因税务核算需要完成账目时。她日常服用治疗哮喘的药物，若哮喘发作还会加用其他的吸入性药物。

秋天到了，天气变得又冷又湿。因为斯特拉患有哮喘，是重症流感的高危人群，所以斯特拉两周前接种了流感疫苗。昨天斯特拉醒来后感到胸闷气短，并且病情快速恶化，使用了吸入性药物后也没有效果。她的丈夫叫了救护车将其送进医院。

劳拉（Laura）是一名实习护士，她将斯特拉收入呼吸科病房。劳拉认为 Roper-Logan-Tierney 的日常生活活动模式（Roper，Logan and Tierney's activities of daily living model）是适合于制订斯特拉评估和照护计划的护理模式。该模式有助于考量斯特拉的哪些活动受到了损害，以及如何改善这些活动，另外，该模式系统性强，目前尚未受影响的活动也能得到考量。

　　劳拉评估了斯特拉目前日常生活中受影响的方面，包括维持安全环境、呼吸、沟通、体温调节、饮食、洗漱和穿衣、活动、表达性欲、死亡和垂危、排泄、工作和娱乐以及睡眠。因为斯特拉呼吸急促，劳拉认为她目前最主要的是呼吸、沟通和活动，因此劳拉的照护计划最初侧重于这些领域。并且劳拉实施了相关的护理措施来帮助斯特拉，这些措施包括提供安慰和解释护理行为，安置有助于呼吸的体位，管理和监测处方药物的效果以及进行护理观察。斯特拉的呼吸改善后，护理措施将转变为帮助她缓慢地活动、协助她满足个人卫生需求。在饮食方面，目前的首要任务是预防斯特拉脱水。

　　斯特拉因为胸部感染在医院接受了一周的治疗，两周后她出院并重返工作岗位。

（二）案例分析

　　使用护理模式作为框架有助于从业人员开展护理评估和护理计划。就像上述案例描述的那样，通过选择护理模式，明确了护理评估的关键领域以及制订护理干预的方向，尤其是指出了护理干预中的重点。本章将会介绍一些护理模式，阐述如何使用以及为什么它们会在某种护理场景中适用，也会探讨这些护理模型的区别，以及这些区别与护理计划的关系。本章最后还会建立护理模式和护理计划中决策制订之间的联系。

二、护理模式的重要性

护理存在许多不同的专业领域，因此照护的评估、照护计划的制订和照护的实施在不同的专业领域内具有差异。例如：有重症监护需求的患者，其护理方式与门诊、社区或精神卫生机构的患者是非常不同的；同样地，患者本身的需求也各不相同。因此，一刀切的护理模式既不可取也不实用，因为它无法应对患者健康、个人需求以及满足这些需求时护理措施的复杂性。护理模式的开发是为了反映与护理相关的价值观和理念，帮助任何具有独特护理需求的患者确定护理活动的重点和目的（Wilson et al.，2018）。虽然特殊的专业领域可能支持特殊的护理模型，但是这些护理模式都需要始终与患者当前的需求和意愿保持一致，以确保以人为本的整体性评估和照护计划得以实现。

作为一名需要在不同专业领域轮转学习的护理学生，你将会遇到各种各样的护理模式，其中一些以比较明显的方式被应用，而另一些并非如此。因此，你需要培养在不同环境中和不同患者无缝衔接地理解并应用这些模式的能力。

完成实践活动 7.1 将有助于你思考为什么护理模式对于护理评估和护理计划如此重要。

实践活动 7.1　反思

回想你在实践中看到的护理模式，并思考以下问题：

1. 该模式如何反映该护理专业领域患者的特殊需求？

2. 该模式对护理评估和护理计划过程有何影响？

3. 如果没有可靠的护理模式，你如何证实你所做的是正确的？

4. 如何将护理模式与 6Cs 进行整合？

该活动基于你的个人经验，本章末列出了部分参考提纲。

有时在护理实践中使用的并非护理模式而是临床护理路径（care pathway）表单。临床护理路径（有时也称为综合护理路径、临床路径或患者路径）是多学科

的，因为不同的专业团队都可以使用其来记录他们与患者的活动以及指示和计划。临床护理路径应用于有相似问题的特定患者群体，它们通常列出具体的标准和行动（Wilson et al.，2018），例如那些支持患者进行常规和选择性手术所需的内容。然而，患者问题的界定以及照护服务的评价经常依据源于特定护理模式的价值观和理念。因此，表面上看，专注于纠正健康缺陷的医疗模式往往也会被基于从业者专业知识的护理原则所定义和支持——但只有在规划过程考虑到个体患者的独特性时才会如此。对6Cs的持续关注意味着需要考虑如何将其整合到护理模式的应用中，并以有意义的方式提供护理。重要的是要清楚如何描述和证实你的护理活动，以便能够准确地向患者以及护理和跨专业团队的其他成员传达这一点。

护理模式基于照护环境、参与护理活动的人员、患者的健康状况以及从业人员的护理能力和知识（Hinchliff et al.，2008），如果应用得当，护理模式能够解释我们将如何完成护理过程的不同阶段（Aggleton and Chalmers，2000），以及护士是如何发挥作用的（Bender，2017）（有关护理过程的更多信息，请参阅第5章）。此外，护理模式还有助于在解决问题的过程中明确适当的评估工具（有关评估工具的更多信息，请参阅第4章）。将护理模式和护理过程联系起来，将有助于结构化评估、诊断、计划的实施和评价，连续一致且基于循证的护理可以批判性地检验自己解决问题的假设基础，并准确和同步地记录该过程（Peate，2019）。请记住，在法律上，如果没有记录，就等同于没有发生过。完成实践活动7.2将有助于你明确执业护士使用护理模式所需要的一些技能。

实践活动 7.2　评判性思考

包括6Cs，你认为执业护士使用护理模式需要哪些技能？
参考提纲见本章末。

你也许思考过需要的技能，如沟通和评估这些，但是执业护士需要的技能更为广泛。当护理理论学家思考如何恰当地表达和构建护理活动时，有许多可用的护理模式，由于医疗与社会保健的动态性以及照护对象的多样性，目前使用中的护理模式也在不断地调整和更新。这意味着，作为一名护士，你需要认识并了解很多护理模式，并且清楚什么时候、哪种护理模式最合适。这不仅需要护理模式中的理论知识，还需要能够快速判断患者所存在问题的本质的能力，以便能够为更正式的评估过程选择合适的护理模式。

本章将会介绍四种主要的护理模式，它们是：

1.Roy 的适应模式；

2.Roper-Logan-Tierney 的日常生活活动模式；

3.Orem 的自护模式；

4.Neuman 的系统模式。

每种护理模式后面都将有一个案例情境，用以展示该模式在患者护理中的应用。

三、Roy 的适应模式

Roy 的适应模式（Hinchliff et al., 2008）的目的是针对不同的健康状况帮助患者制订应对策略，包括：

1. 生理；

2. 自我概念；

3. 角色功能；

4. 相互依存。

评估的重点是刺激和压力源，这些是导致问题的主要原因、可能的影响因素，以及患者对当下情境的态度及信念。现在，请阅读下面的案例情境，了解这些原则是如何运用的。

（一）案例情境

伊妮德（Enid）开始适应认知症

伊妮德，70 多岁，和孙女伊莫金（Imogen）住在一起，并且与家人非常亲近。最近，她开始忘事，并且经常被发现在街上漫无目的地游荡。伊莫金带她去就诊，顾问医师诊断伊妮德患有认知症，并且进行了转诊。听到这个结果，伊妮德和伊莫金都深受打击。

一名叫艾维（Ivy）的护士在伊妮德家里与她和伊莫金讨论了诊断结果，因为诊断为认知症意味着伊妮德和伊莫金需要做很多调整。艾维决定使用 Roy 的适应模式来制订她对伊妮德的评估和照护计划。艾维要求伊妮德和伊莫金描述她们的日常生活，以便找出伊妮德行为变化的潜在诱因。艾维的评估集中在：

1. 伊妮德如何看待自己；

2. 伊妮德与孙女的关系；

3. 伊妮德在家庭中的角色；

4. 伊妮德正在经历的所有身体变化。

考虑到她们的意愿和日常生活方式，艾维为伊妮德和伊莫金制订了一项照护计划（表 7.1）。艾维首先讨论了她们对于认知症的理解，并且确定短期目标是：提高她们对认知症的认识，以增强她们应对的信心和对未来的期望。如果伊妮德和伊莫金在离开诊所时感到不那么焦虑，那么短期目标就达成了。长期目标是：随着伊妮德依赖性的增加，她与孙女的关系得到加强。因此，艾维建议伊妮德和伊莫金定期谈论她们的共同经历，并用照片回顾过去生活中的重大事件，如果伊妮德能够回忆起并参与伊莫金对过往经历的谈论，长期目标就达成了。艾维还建议伊莫金让伊妮德更多地参与家庭活动，目的是尽可能维持和支持伊妮德在家庭中的角色。

表 7.1　应用了护理程序和部分 Roy 的适应模式的伊妮德的照护计划

患者姓名：伊妮德			
患者评估	护理诊断 / 问题	目标（SMART）策略	干预 / 实施策略
自我概念：伊妮德说她对自己越来越健忘感到焦虑，尤其是在她的家族历史和人际关系方面。伊妮德说她不明白认知症在短期或长期内将会对她造成怎样的影响。	伊妮德对于失去身份认同、自我认知以及家族历史感到焦虑。伊妮德几乎不了解认知症对她的生活和人际关系的潜在影响。	短期：伊妮德能够说她对自己的诊断不再感到那么焦虑。长期：当谈论她们共同的经历时，伊妮德能够发展和加强她与伊莫金的关系。伊妮德能够参与家庭活动。	了解伊妮德和伊莫金对认知症的理解。向伊妮德和伊莫金提供有关认知症的口头和书面信息，并确定她们在网络、本地支持组织、日间中心等地方可以获取信息和支持。向伊妮德和伊莫金提供支持和保证，回答她们的问题，并在她们获得更多信息后询问她们的感受。提示并鼓励伊莫金与伊妮德谈论她们共同的家族历史；用照片或其他物品来唤起记忆。鼓励伊妮德参与家庭事务，例如购物、吃饭、聚会。
结果评估：在离开咨询室时，伊莫金和伊妮德表示她们对未来感到更加放心，并对认知症患者的生活有了更多的了解。她们还带走了一些文献和当地一家认知症患者日间中心的详细资料。伊妮德和伊莫金表示她们理解一起回忆往事的价值，并保证伊妮德将与其他家人一起参与更多活动。伊妮德感到非常高兴，因为她觉得她想尽可能长时间继续做"奶奶"。她们同意在六个月内进行一次随访。			

（二）案例分析

在上述案例中，你将注意到艾维对伊妮德的评估已经发现了早期认知症这一医学诊断使她产生了焦虑情绪，她制订了包括提供早期认知症信息和应对方法的照护计划。最重要的是，大家要认识到即使在短期护理环境中，比如门诊诊所，护士仍然使用护理模式来支持他们对患者的评估和照护计划。你可以看到 Roy 的适应模式（Hinchliff et al.，2008）如何与表 7.1 中的护理程序应用在一起，并且以实践中某种你可以看到的形式应用于伊妮德的照护计划。

完成实践活动 7.3 将帮助你确定案例情境中尚未提及的其他可能方面。

> **实践活动 7.3　评判性思考**
>
> 再次阅读伊妮德的案例，并且思考以下问题：
>
> 1. 关于伊妮德的自我概念还需要考虑哪些方面？
> 2. 伊妮德和孙女的关系还有哪些方面值得考虑？
> 3. 还有哪些身体情况需要考虑？
> 4. 艾维是如何运用 6Cs 实施护理的？
>
> 参考提纲见本章末。

四、Roper-Logan-Tierney 的日常生活活动模式

Roper-Logan-Tierney 的日常生活活动模式（Roper et al.，2000）的目的是以整体和系统的方式考量构成日常生活的因素。该模式考虑了构成**日常生活活动**的12 个领域，分别是：

1. 维护安全环境；

2. 沟通；

3. 呼吸；

4. 饮食；

5. 体温调节；

6. 洗漱和穿衣；

7. 工作和娱乐；

8. 活动；

9. 排泄；

10. 表达性欲；

11. 睡眠；

12. 垂危。

评估的重点是所有领域，并在这些受到损害或者可能受到损害的领域制订护理干预计划。现在，请阅读下面的案例情境，了解如何应用这些原则。

（一）案例情境

埃文（Evan）的海边之旅

你正在一家照护学习障碍患者的机构实习，这周大家组织机构内的患者去海边旅行。你要和他们一起去，并负责照看埃文。埃文是一个患有唐氏综合征的 14 岁男孩，你为了确定需要为他提供哪些照护，查看了他的照护计划。照护计划指出：埃文在洗漱和穿衣方面需要一些帮助，他偶尔会变得沮丧，在不熟悉的情景下会愤怒爆发，他喜欢在花园里帮忙，也喜欢艺术。你注意到埃文在饮食或排泄方面似乎没有什么问题。他对人很亲热，这一点有时会被误解。

旅行前你与埃文进行了交谈，了解他对于这次旅行的感受以及他想做什么。埃文说他想找一些贝壳，这样他就可以画一幅画了，他还想在海里划船。你问埃文，海边会是什么样子，谁会在那里？埃文说他认为会有沙子、水和贝壳。你告诉埃文那里会有很多他不认识的人，如果他能和你相伴，情况会好很多。你还建议他如果不喜欢某样东西，尽可以告诉你。因此你打算带上绘画材料，这样埃

文就可以画一幅海边的画了，如果埃文变得焦躁和沮丧，你还可以
用画画来分散他的注意力，以免他情绪爆发。

海边旅行进行得非常顺利，埃文想给咖啡馆的女服务员一个拥
抱，你帮他解释他想对这顿饭和服务表示感谢。当被告知需要离开
海边时，埃文确实变得很沮丧。你建议他在回程的巴士上构思一幅画，
并且为他提供完成这幅画作的材料。

（二）案例分析

在上面的案例情境中，你一定注意到了在准备埃文的海边之旅时使用到的沟
通技巧。你也看到了如何通过适当分散注意力和监督的技巧来维护安全的环境。
埃文的照护计划摘录如表 7.2 所示，其中显示了罗珀（Roper，2000）的部分模式
如何通过护理程序应用于埃文的照护中。埃文以对他人亲热的方式表达喜欢的时
候，得到了恰当的解释，因而没有产生冒犯的感觉。

图 7.2　应用了护理程序和部分 Roper-Logan-Tierney 的日常生活活动模式的埃
文的照护计划

患者姓名：埃文			
患者评估	护理诊断/问题	目标（SMART）策略	干预/实施策略
维护安全的环境。埃文说他想在沙滩上玩耍，寻找鹅卵石，在海里划船，但埃文并不总是知道什么	埃文并不总是能够向其他人表达他的需求，因此其他人可能会对埃文的行为（包括语言和身体上的接触）感到	帮助埃文传达他想玩耍的需要，并且保证埃文及其周围人的安全。为埃文的能量宣泄找到其他渠道，这样当他需要离开他	在旅行前与埃文交谈，以使他清楚他想从这趟旅行中得到什么，并计划自己的活动。与埃文交谈，了解他对这次旅行的希望和愿望，让他明白当他想要做什么时，他应该告诉工作人员，这样他们才能保证他的安全。与埃文谈论他喜欢做的其他事情，当他开始感到紧张或焦虑时，这可能有

续表

患者评估	护理诊断 /问题	目标（SMART） 策略	干预 / 实施策略
是安全的，什么是不安全的。	震惊。 当埃文被要求离开一个场景时，他会变得沮丧，并努力控制自己的情绪反应。	正在享受的环境时，他就不会感到沮丧或焦虑。	助于集中他的注意力。 与埃文讨论后，他想画海边的画，所以可以为他提供绘画材料，以便在他需要分散注意力时使用，与埃文讨论和工作人员待在一起能够保证他的安全，并让他了解这样做的原因。 向埃文表明，当他不喜欢某种情况时，他可以说出来。
结果评估：埃文能够告诉工作人员他想对一位把他照顾得很好的女服务员说谢谢，当她明白这一点时，她愿意接受拥抱。当离开海滩的时候，埃文很不高兴，但他很快拿到了他的绘画材料，并且在巴士上创作了一幅画，画了他当天的所见所闻。当埃文醉心画画时，分散注意力对于他是有利的，并能够将他的精力投入其中。埃文说他这一天非常开心，并且没有任何遗憾。			

　　重要的是要认识到该模式适用于很多护理场景和机构，完成实践活动 7.4 将有助于你思考在日常生活活动中的一些应用。

> **实践活动 7.4　评判性思考**
>
> 再次阅读上面的案例，并思考以下问题：
> 1. 日常生活中还有哪些活动与此相关？
> 2. 在维护安全环境方面还有哪些方面需要考虑？
> 3. 这里以什么方式展示了 6Cs 的原则？
> 参考提纲见本章末。

五、Orem 的自护模式

　　Orem 的自护模式（Orem，2001）指出人们具有自我护理的能力和局限，具体如下：

1. 自我护理能力——与能够采取深思熟虑的行动以实现预期目标有关（例如起床）；

2. 普遍性自我护理必需品——与我们需要摄入什么来维持生命有关（例如水、食物、空气）；

3. 发展性自我护理必需品——与整个生命周期的身体、功能和心理发展有关；

4. 健康偏差自我护理必需品——意味着疾病如何干扰人们获得所需的东西；

5. 帮助方法和护理系统——采取帮助弥补或克服患者行动能力限制的行动；

6. 自我照顾缺陷——一些自己需要做的事情（例如洗漱、活动或者决策方面存在缺陷需要支持），但是由于认知、身体或心理能力缺陷而需要帮助。

Orem 的自护模式的主要假设是个人应该自力更生，对自我照护负责。在此基础上，护理行动需要支持个人处理自我照顾能力上的局限性；也就是他们的自我照顾缺陷。我们与患者建立的治疗关系会影响以下方面的评估：他们是否能够自我管理，或是他们是否需要我们的帮助和支持以达到自我照顾。根据个人具体的局限性，所需的护理干预将是完全补偿性的（护士需要进行全部干预）、部分补偿性的（护士需要进行部分干预）或支持教育性的（护士需要教育患者进行自我护理）。接下来，阅读下面的案例情境，了解如何应用这些原则。

（一）案例情境

帕特里克（Patrick）的橄榄球事故

帕特里克在打橄榄球时肩部受伤了，需要进行手术。他的肩膀在术后被绑上了绷带，将制动三个月，无法训练。帕特里克快30岁了，平时身体很好，只需要在医院住几天。然而，因为肩膀有绷带，他在洗漱和穿衣方面需要一些帮助，并且当他出院时无法搬东西回去。

睡觉也很棘手，因为他感觉躺在床上非常疼。

帕特里克受够了依赖别人的帮助。他的护士玛吉（Margie）发现他有自我照顾缺陷，需要护理干预来帮助他洗漱和穿衣，他还需要缓解疼痛以及在晚上睡眠时协助更换体位。玛吉向帕特里克介绍了一些他能够实现自己穿衣服的方法，她还跟帕特里克和他的伴侣芙恩（Fern）讨论了在他回家后如何继续使用这些方法。通过确定帕特里克自己还能做什么，玛吉帮助帕特里克减轻了一些挫折感，同时他带着更好的心态出院也有助于他的康复并重新照顾自己。

（二）案例分析

在上述帕特里克的案例中，你也许注意到了护士根据 Orem 的自护模式所扮演的一些辅助性的角色（表 7.3）。包括：

1. 部分补偿：护士协助他洗漱和穿衣，并指导他知道自己能做什么；

2. 完全补偿：确保他不可以拎或者提任何东西；

3. 支持教育性补偿：指导他最佳睡姿以及如何服药；

4. 通过提供心理支持帮助他应对挫折。

表 7.3　应用了护理程序和部分 Orem 的自护模式的帕特里克的照护计划

患者姓名：帕特里克			
患者评估	护理诊断/问题	目标（SMART）策略	干预 / 实施策略
自我照护缺陷：帕特里克因为肩部手术而无法满足照顾自己洗漱和穿衣的需求而感到沮丧。	帕特里克无法自己洗漱和穿衣的原因是他术后肩膀有绷带。	指导帕特里克，让他能够尽快自己洗漱和穿衣服。当帕特里克学习如何在短期内完成这些事情时，为他提供洗漱和穿衣所需要的条件支持。	支持帕特里克说出并克服他目前无法完全自理的挫败感。和帕特里克一起确认在洗漱和穿衣方面他能做什么。

续表

患者评估	护理诊断/问题	目标（SMART）策略	干预/实施策略
		在帕特里克出院前，指导芙恩如何支持帕特里克自己洗漱和穿衣。	采用一些策略指导帕特里克增加洗漱和穿衣方面自我照护的能力。采用一些策略指导芙恩在洗漱和穿衣方面帮助帕特里克。
结果评估：帕特里克能够谈论他在洗漱和穿衣方面无法完全自理的挫败感；在向他展示如何自己洗漱和穿衣后，帕特里克能够学习一些策略帮助他解决这些方面的缺陷；芙恩能够学习一些方法支持帕特里克洗漱和穿衣，而不用替他做所有事。			

完成实践活动 7.5 将帮助你思考自我照护的其他能力和限制。

实践活动 7.5　评判性思考

再次阅读上述案例情境，并思考以下问题：

1. 在为帕特里克制订护理计划时，玛吉护士还可以使用什么护理系统？

2. 可能还需要考虑哪些自我照护缺陷？

参考提纲见本章末。

六、Neuman 的系统模式

Neuman 的系统模式（Wilson et al.，2018）基于我们之所以成为我们自己的特性，依据压力和个人因素以不同方式互动，因此可以有很多种不同的可能。主要包括：

1. 生理层面的——与人的解剖学和生理学有关；

2.心理层面的——涉及精神状态、人际关系和与他人的互动；

3.社会文化层面的——关于背景、信仰和规范；

4.发展层面的——与生理和心理寿命变化有关；

5.精神层面的——关于信仰体系。

纽曼（Neuman）将健康视为一种不断适应环境的持续的健康状态（Wilson et al.，2018）。压力源来自内部或外部环境，个人抵抗力（resistance）旨在调节这些威胁。阅读下面的案例，了解如何应用这些原则。

（一）案例情境

安德莉亚（Andrea）的新宝宝

安德莉亚，29 岁，她在医院生下了她的第一个孩子。安德莉亚是一家养老院的护士，她的丈夫约翰（John）最近失业了，她的家人大多住在国外，有个姐姐住在 200 英里以外。一个月前她开始休产假，并且计划休 3 个月，但是约翰失业了，这意味着她必须尽快回去工作。女儿出生以后，安德莉亚变得自闭并且睡不好，但婴儿得到了很好的照顾，并且安德莉亚对宝宝的需求能够做出恰当的回应。凯特（Kate）是照顾安德莉亚的助产士，她很关心安德莉亚的健康。她担心约翰失业带来的压力以及宝宝出生带来的关系改变是否会压垮安德莉亚的抵抗力，以及她的医疗健康知识和尽管距离遥远但确实存在的一些家庭支持。凯特决定和安德莉亚就她现在的情况谈一谈，并且提供一些建议和指导。她还将检查安德莉亚是否患有产后抑郁症，并安排她去看医生。

凯特对安德莉亚的评估清楚地表明：安德莉亚患上了抑郁症。

凯特和安德莉亚以及约翰谈论了他们可以做些什么来最大限度减少抑郁症的影响并增强安德莉亚的防御能力，还向他们展示了一些放松技巧，医生也开了一些药物帮助安德莉亚。

一周后孩子恢复到出生体重时，安德莉亚回家了。她的姐姐来帮助她，社区助产士和健康访视员也检查了安德莉亚和她女儿的情况。在这些支持下，安德莉亚似乎更有能力应对了，她又继续服用了一个月的药物，与周围人的交流似乎也更多了。

（二）案例分析

完成实践活动7.6将有助于你了解使用该模式时其他相关的压力源和抵抗力。

实践活动 7.6　评判性思考

阅读上述案例情境，并思考以下问题：

1. 安德莉亚还可能存在哪些其他的压力源？

2. 安德莉亚还有哪些抵抗力（应对压力源的方法）？

3. 凯特还可以做些什么？

4. 在这个案例中凯特使用了 6Cs 中的哪些原则？

你也许想为安德莉亚制订一个部分照护计划，就像为伊妮德、埃文和帕特里克所做的那样，但是这次要使用 Neuman 的系统模式和护理流程。

参考提纲见本章末。

接下来讨论一下护理模式是如何构建评估过程的。

七、护理模式如何构建评估过程

安格尔顿和查默斯（Aggleton and Chalmers，2000）指出：

使用恰当的护理模式可以通过确定所需的信息种类、可能有用的细节以及收集信息的最佳方式为评估提供信息。

护理模式提供了护理活动进行的概念框架。多尔蒂等人（Dougherty et al.，2015）进一步证实：

结构化的患者评估对于照护计划的成功以及新问题的发现至关重要，护理模式能够为系统化的评估提供框架。

这意味着，如果你使用护理模式来构建评估过程，它将确保你关注相关的领域，并且不会错过重要线索。这些护理模式也为接下来的整体护理计划提供框架。如何将这些应用于患者，对于进行整体性的评估和以人为本的评估至关重要。表7.4列出了上述护理模式不同的评估重点。

阅读下面的案例情境并完成实践活动 7.7，基于护理模式应用不同的方法进行评估。

（一）案例情境

布拉德利（Bradley）的癫痫

布拉德利，男，20 岁，是一名机械师。六个月前，他和伙伴们出去玩了一晚后，因癫痫发作被送往医院。多项检查结果确诊了他患有癫痫，但布拉德利难以接受这一结果。因为不再能开车，布拉德利更换了自己的工作,他现在为公园和园艺委员会工作,收入的减少让他非常苦恼。三个月前,布拉德利遇到了一个女孩,他们开始认真交往,女孩也正学习着应对他的状况。然而,在某次与朋友外出后,布拉德利再次因长时间癫痫发作而被送往急诊室。

(二)案例分析

实践活动 7.7　评判性思考

使用案例和表 7.4,明确当使用不同的护理模式时布拉德利的评估重点。

参考提纲见本章末。

表 7.4　不同护理模式的评估重点

护理模式	评估重点
Roy 的适应模式（Aggleton and Chalmers,2000）	适应性问题（例如学会带着问题生存）。 患者体验（例如关于情况对于他们是怎样的叙事和描述）。 护理诊断（例如对于发展关系而不是失去女友或工作的焦虑）。
Roper–Logan–Tierney 的日常生活活动模式（Roper et al.,2000）	个人简介和健康信息,例如姓名、年龄、个人情况以及需要就医的原因。 进行日常生活活动的个人能力。 潜在问题风险评估,例如发作时的人身伤害。
Orem 的自护模式（Orem,2001）	自我照护能力:自我照护的资源与能力有哪些?个人日常生活常规是什么? 自我照护缺陷:什么会妨碍一个人的自我照顾? 自我照护力量:一个人如何管理自我照顾的问题。

续表

护理模式	评估重点
Neuman 的系统模式（Wilson et al.，2018）	患者对于自身处境的看法：患者的健康顾虑有哪些？ 压力源对患者的影响：事情变得有什么不一样？ 你对于患者及其处境的看法：你认为患者的问题都有哪些？为什么？

接下来讨论护理模式是如何影响护理计划决策制订的（关于护理计划决策制订，参见第 9 章）。

八、护理模式如何影响护理计划决策制订

如上文所述，护理模式指导确定护理评估的重点，并且通过该过程影响护理计划的决策。从评估到护理计划的过渡涉及评判性思维和临床推理（Aston et al.，2010）。评判性思维意味着：

1. 评价所评估的信息；

2. 对现有信息形成判断。

当你开始你的护理计划时，你可能会不假思索地遵循护理模式的提示。然而随着知识和技能的发展，你将能够推理护理模式对患者需求的适用性，并思考这些模式用于你的护理计划的恰当性。表 7.5 列出了在护理计划决策中，以上护理模式的主要考虑因素。

表 7.5 不同护理模式的护理计划重点

护理模式	护理计划重点
Roy 的适应模式（Aggleton and Chalmers，2000）	护理诊断指导护理计划； 护理目标需要有短期的和长期的； 护理干预与适应刺激有关； 护理计划应该以证据为基础。

续表

护理模式	护理计划重点
Roper–Logan–Tierney 的日常生活活动模式（Roper et al., 2000）	帮助个体重新独立； 指导个体学习其需要知道的东西； 信息交流。
Orem 的自护模式（Orem，2001）	为护理操作开处方，意味着只做需要的护理干预； 支持自我照护力量，意味着让个体参与他们自己的护理计划。
Neuman 的系统模式（Wilson et al.，2018）	优先目标； 将预防作为一种干预，意味着预防某人变得不舒服，或者如果已经不舒服了不至于变得更糟。

九、以患者为中心的护理模式

我们已经看到护理模式是在个体、个案的基础上为患者制订护理计划的工具。一些照护者试图创建用于患者的、模式化的护理计划，尽管这些计划有助于了解患者的患者旅程（patient journey），例如通过评估、入院和与手术相关的术后护理，但它们不能取代以患者为中心的评估和护理计划。

正如我们在很多实践活动和案例情境中看到的，人们对于护理有不同的理解，对照护环境的反应也各不相同。模式化的护理计划也许能够识别面临相同境况的患者的一些问题，例如术后疼痛，但是它们不能够获取个体先前的疼痛经历、对疼痛的恐惧，也不能获取他们个人对疼痛缓解、注意力分散和护理支持的反应。

因此，护理模式和护理程序应该作为制订整体的、以患者为中心的护理计划的重要工具。以这种方式制订护理计划的能力来自实践，并以具备与人有效沟通的能力为前提。

> **实践活动 7.8　决策**
>
> 再次阅读布拉德利的案例，现在，在选定不同的护理模式时，请在护理计划中应用不同的方法，如表 7.5 所示。
>
> 参考提纲见本章末。

十、小结

需要强调的是，源于不同护理模式的护理方法都侧重于评估和护理决策制订的某一特定方面，因此重要的是你要了解一系列护理模式，这样你才能够为你的患者选择最合适的模式。系统的评估和护理计划将使你能够纳入并整合所有相关信息，从而制订整体护理计划。

系统的护理计划意味着在护理程序的不同阶段都应用同一模式。因此，该模式的问题和假设在评估、诊断和护理计划中都需要加以考虑。

章节概要

本章阐明了理解及选择一系列护理模式在反映不同环境下不同照护方法方面的重要性，这些模式对于阐明护理活动以及建立护理的价值观和信念来说非常重要。通过提供的案例和实践活动，总结不同护理模式相关的准则如何运用，能够使你有机会评判性地思考如何在实践中进行应用。

实践活动的参考提纲

实践活动 7.1　反思（第 143 页）

你可能已经认识到 Roper-Logan-Tierney 的日常生活活动模式、Orem 的自护模式、Roy 的适应模式和 Neuman 的系统模式是实习过程中常见的护理模式；你可能了解了特殊的护理模式反映了患者在当时的情境下需要的支持类型和程度；你可能考虑过当涉及患者是否恢复自我照顾或适应不同健康状况时，护理模式如何改变你评估问题的重点；如果没有护理模式，你将发现你不得不盲目地描述你的评估和护理计划，并且可能是基于任务而不是从健全护理准则的角度。

实践活动 7.2　评判性思考（第 103 页）

执业护士需要的技能有：

1. 观察能力；

2. 沟通技巧；

3. 决策能力；

4. 评估能力；

5. 护理诊断能力；

6. 评判性思维能力。

当应用护理模式时，沟通是这里使用的 6Cs 中的"C"。

实践活动 7.3　评判性思考（第 148 页）

伊妮德自我概念的其他方面，你可能需要考虑到的是：

1. 不再知道自己是谁；

2. 缺乏自信；

3. 恐惧未来；

4. 认为自己能力不足。

伊妮德和孙女伊莫金关系改变的其他方面，你可能需要考虑到的是：

1. 随着伊妮德依赖性增加的角色转变；

2. 关系中更多的压力；

3. 疾病夺走了伊妮德的祖母身份。

身体方面，你可能需要考虑到的是：

1. 伊妮德的短期记忆退化，这可能会产生安全问题，如忘记关闭烤箱，或者在饮食、饮水或洗澡前未检查温度；

2. 可能会出现其他问题，如行动、饮食和自控管理。

艾维以一种关怀的方式来展现同理心，包括让伊妮德和伊莫金有时间调整，并使用它们共同熟悉的物品。通过观察长期目标来实现目标，提供的不同策略进行交流以及评估的整体性表明她在工作上是称职的。

实践活动 7.4　评判性思考（第 151 页）

日常生活的其他方面，你可能需要考虑到的是：

1. 如果埃文把东西洒在身上或者生病了需要洗澡更衣；

2. 工作和娱乐，因为埃文喜欢拍照，这是他放松的一种方式；

3. 如果在公共厕所，排泄时如何监管。

维护环境安全的其他方面，包括如果埃文出现了愤怒暴发你将会做什么以及如何进行管理，你需要考虑的是：

1. 埃文的安全，确保他不会伤害自己；

2. 其他人的安全，确保他们能够从潜在的危险中逃脱；

3. 你的安全。

6Cs 在这里主要是在使用沟通、所考虑的护理策略、实施的能力以及安排旅行的勇气方面展现。

实践活动 7.5　评判性思考（第 154 页）

其他护理系统，玛吉可能需要考虑到的是：

1. 记录有关生活模式的护理史；

2. 使用疼痛评估工具。

关于自我照护的受限，帕特里克也许不能切碎食物，也可能需要满足性需求方面的建议。

实践活动 7.6　评判性思考（第 156 页）

安德莉亚可能面对的其他压力源：

1. 不想人们知道她有护理专业知识，因为那些与孩子无关；

2. 担心人们期望她总是知道该做什么；

3. 尝试与孩子建立联结的同时试着管理她与丈夫的关系；

4. 金钱的烦恼；

5. 回归工作太快。

安德莉亚可以利用的其他抵抗力也许是：

1. 她照护其他人的专业知识；

2. 和丈夫的共同经历；

3. 继续与姐姐保持更频繁的联系；

4. 汲取同事的经验；

5. 与抵押贷款人交谈并寻求财务建议。

凯特可能考虑到的其他方面包括：转介安德莉亚给顾问或自助团体。

凯特通过6Cs来表达她对安德莉亚的承诺和同情心，具体表现在了解她的感受，和她及她的丈夫沟通以确定安德莉亚所拥有的资源。能够确定出这些问题也证明了凯特的能力。

实践活动 7.7　评判性思考（第 158 页）

当使用 Roy 的适应模式时，你的评估很可能集中在布拉德利适应癫痫以及维持他朋友圈的能力上。你的护理诊断可能围绕与病情知识、人际和经济因素相关的焦虑。

当使用 Roper-Logan-Tierney 的日常生活活动模式时，你的评估很可能集中在通过评估布拉德利的生命体征、意识、继续安全工作的能力来维护一个安全的环境上。当布拉德利发作时，你也可能有受伤的风险意识，以及他还没有接受自身状况带来的抑郁。

当使用 Orem 的自护模式时，鉴于布拉德利的生活方式以及癫痫发作的不可预测性，你的评估很可能集中在布拉德利照顾自己的能力上。你也可能认识到他以及女朋友在自我照护的道路上需要护理提供信息支持。

当使用 Neuman 的系统模式时，你的评估很可能集中于布拉德利是否感觉到压力以及他的主要压力源是什么，他担心失去工作还是女朋友离开。你需要和布拉德利讨论以发现他的感受以及感知是什么？你也许会问他平时怎么管理他的癫痫以及他希望如何参与自己的照护。你对布拉德利问题的看法可能是，他是一个否认自己状况的年轻人，并且希望认真对待一段对他来说很重要的关系。

实践活动 7.8　决策（第 161 页）

当使用 Roy 的适应模式时，你的护理计划很可能集中在布拉德利缺乏自身情况判断并且很焦虑的护理诊断上。你认为布拉德利的短期目标是他应该被充分告知他的情况并且在一周之内接受治疗，你可能已经确定的长期目标是布拉德利在一个月后焦虑减少，你的照护计划也许应该包括压力缓解策略，例如谈话、放松技巧以及了解从哪里获取更多的支持（例如财务效益）。

当使用 Roper-Logan-Tierney 的日常生活活动模式时，你的护理计划很可能集中在沟通关于布拉德利状况、治疗以及恰当的解释信息方面，你也许考虑了所需的护理观察，例如神经学观察和如何安置布拉德利以保证他的呼吸得到支持。很可能你还会考虑指导布拉德利药物的使用。

当使用 Orem 的自护模式时，你的护理计划很可能集中在开具需要的护理干预处方上，包括教育内容、补偿策略和支持，例如告知布拉德利为什么他晚上出去后会癫痫发作以及他可以做些什么。可能你会让布拉德利完成自己的洗漱和穿衣，并且跟他谈论减少焦虑和压力的一些方法。

当使用 Neuman 的系统模式时，你的护理计划很可能集中在布拉德利从癫痫中康复的优先级上，并保证及时给药。你将会考虑怎样减少他的焦虑和压力，以预防癫痫发作。你也许需要计划怎样通过提供信息帮助他获取控制感。

拓展阅读

1. Aston，L，Wakefield，J and McGown，R（eds）（2010）*The Student Nurse Guide to Decision Making in Practice*. Maidenhead：Open University Press.
这是一本有助于护士发展所需的决策技能以及如何利用证据和团队成员来制订行动方案的书。

2. Hall，C and Ritchie，D（2013）*What is Nursing ?Exploring Theory and Practice*（3rd edn）. London：SAGE.

本书综合了学生以及具备执业资格的护士的观点，主要介绍了护理是什么。

3. Holland，K and Jenkins，J（2019）*Applying the Roper，Logan and Tierney Model in Practice*（3rd edn）. London：Churchill Livingstone.

本书探索了 Roper-Logan-Tierney 的日常生活活动模式在日常生活中的使用。

4. Hinchliff，S and Norman，S and Schober，J（eds）（2008）*Nusing Practice and Health Care*（5th edn）. London：Hodder Arnold.

本书阐明了一些护理模式，并举例说明。

第8章
患者评估中的伦理问题

译者：鲁芳，王宗华

基于《未来护士：注册护士的能力标准》，本章将介绍以下宗旨和能力标准：

宗旨1：成为一名负责任的专业人员

在申请注册时，注册护士应当能够：

1.1 理解并按照《准则：护士、助产士和护士助理的专业实践和行为标准》行事，达到所有注册要求。

1.2 理解相关法律、法规和管理要求、政策和伦理框架，包括任何强制性报告义务，并将其应用于所有实践领域，同时酌情区分英国各级立法机构的法规。

1.9 理解依据照护对象需求和偏好做出所有照护和干预决策的必要性，识别并处理任何可能对决策造成不当影响的个人及外部因素。

1.14 始终提供和倡导非歧视、以人为本的个性化照护，兼顾患者的价值观和信仰、多元背景、文化特点、语言要求、需求和偏好，随时考虑根据需求做出调整。

1.19 作为职业代言人，维护职业声誉，增强公众对护理、健康和照护服务的信心。

宗旨 3：评估需求并制订护理计划

在申请注册时，注册护士应当能够：

3.15 具备与照护对象及其家属、照护者合作的能力，共同持续监测、评估和再评估所有议定护理计划和护理措施的有效性，共同制订决策、重新调整议定目标，记录进展和各项决定。

3.16 知道何时以及如何将照护对象安全转介至其他专业人员或服务机构，以接受临床干预或支持。

宗旨 4：护理实施及评价

在申请注册时，注册护士应当能够：

4.1 理解什么对照护对象来说是重要的，运用这一知识确保满足他们对安全、尊严、隐私、舒适和睡眠的需求，从而为其他护士树立榜样，提供以人为本和基于证据的照护。

4.2 适时与照护对象合作，鼓励共同决策，以支持照护对象及其家属、照护者进行照护管理。

4.3 具备相应的知识、沟通技巧和人际关系管理技巧，在各种护理干预前、中、后，向照护对象及其家属、照护者提供满足他们需求的准确信息。

章节目标

通过本章学习，你将能够：

1. 理解患者评估和护理计划制订中的伦理理论；

2. 在患者评估中贯彻自主、有利、不伤害和公正等伦理原则；

3. 维护患者利益最大化原则及其在制订患者护理计划中的作用；

4. 明确某些伦理理论和伦理实践问题；

5. 着手解决患者评估和资源分配中的伦理困境。

一、引言

（一）案例情境

南茜（Nancy）的伦理困境

南茜在一家精神卫生中心的日间病房工作，那里有一些老年早期痴呆患者。其中一位名叫西比尔（Sybil）的女士已经来了几个月，南茜与她建立了亲密的治疗关系。西比尔与她的女儿格罗丽娅（Gloria）一起生活。西比尔在日间病房的日子里格罗丽娅需要外出兼职。最近，西比尔向南茜抱怨女儿把她锁在卧室里，还藏了她的钱。她说自己一直向孙子卢克（Luke）要钱，卢克给了她一些自己的零花钱。卢克也帮她跑腿，比如帮她寄送关于募捐的回信。南茜对此感到担忧。她正在考虑是否要打破保密原则，跟格罗丽娅谈论此事，因为她担心西比尔容易受骗，而且还涉及她的孙子。

（二）案例分析

伦理是医疗保健实践的基础，并被纳入《护士、助产士和助理护士的职业实践和行为准则》（NMC，2018b）中，明确规定了从业人员的行为准则。上述案例提出了与保密原则、自主原则和心智能力相关的伦理问题。它还呈现了财务虐待[1]（financial abuse）问题，这是一个严重的保障问题（Social Care Institute for Excellence，2020）。本章将介绍一些指导医疗与社会保健实践的伦理理论，阐明这些理论如何应用于患者评估和护理计划的制订。在详细了解伦理原则后，你将有机会探讨与患者评估和护理计划制订相关的伦理问题，并利用这些伦理原则解决在实践活动 8.4 中所描述的伦理困境。此外，你还需要思考如何将伦理理论转化为伦理实践。

二、伦理理论

道德和伦理是医疗与社会保健专业人员的专业行为基础（Ellis，2020）。蕴含于伦理和道德决策背后的伦理理论和伦理原则可用来指导生活实践。正如护理模式指导患者评估，伦理理论为伦理决策提供框架，并指导使用者基于伦理推理做出决策。尽管这些并不是唯一可用的理论，但医疗领域最主要的两大伦理理论为**后果论**（consequentialism）和**道义论**（deontology）。本章接下来将详细阐述这两大理论。

后果论认为行为的后果决定了行动的是非善恶（Ellis，2019）。也就是说，结局用于评判行动是否合理；如果医疗保健专业人员采取的行动对患者有益，那么就可以说明为达到目标所采取的任何行动都是合理的。这种**益处**很难定义，但经典功利主义者认为，如果一项行动能够让最多的人利益最大化（幸福感），那

---

[1] 指对某人进行经济封锁，让其在财产和资金上无法自己做主、失去财务自由。

么它就是合理的。例如，当一种新药问世时，像英国国家健康与照护卓越研究院（National Institute for Health and Care Excellence）这样的组织不仅会考虑其有效性，还会考虑在资金受限时如何让最多的人受益。因此，如果行动是花钱购买昂贵的药物，那么将对多少人有益，与花同样金额购买便宜的药物或者不花这笔钱相比，又有多大区别呢？阅读下面的案例情境"保守秘密"有助于你理解这一理论。

　　道义论认为行动的是非善恶取决于行为的性质，而不取决于其后果。这是根据规则和义务（如《护士、助产士和助理护士的职业实践和行为准则》中所述）来确定的。道义论反映了传统中遵循职责和"己所不欲，勿施于人"的做法。道义论者有时也被称为"基于规则的理论家"，因为他们无论在什么情况下始终遵循规则。例如，不管工作多忙，如果患者失禁了，你都应该帮助清理而不能置之不理。阅读下面的案例情境"急诊科的首次轮班"有助于你理解这个理论。

（一）案例情境

保守秘密

　　珀尔（Pearl），女，患痴呆症多年，最近短时记忆尤其糟糕。因其已在养老院住了多年，工作人员都熟悉她的情况。珀尔的丈夫凯恩（Ken）之前每周都来看她，但最近他去世了。珀尔去参加了他的葬礼，但却不记得了。珀尔经常问工作人员凯恩在哪里，当被告知他已经去世时，她会感到难过。作为非常熟悉珀尔的工作人员，洛雷塔（Loretta）提议，也许大家应该告诉珀尔他稍后会来，而不是告诉她凯恩已经去世了。另一些工作人员认为不应该撒谎。珀尔似乎对这个解释很满意，并且她一天会问起多次。

急诊科的首次轮班

罗兰（Rohan）轮转的第三个科室是急诊科。一名叫布鲁斯（Bruce）的囚犯因在监狱遭受攻击导致手臂骨折而就诊。罗兰协助他的带教老师克莱尔（Claire）给布鲁斯打石膏。

克莱尔向随行的监狱官员托尼（Tony）询问了布鲁斯的情况。托尼回答说，布鲁斯因强奸罪入狱，并因此成为其他囚犯的攻击目标。他们在午餐时把布鲁斯困在角落，并用一张桌子把他的手臂折断了。

罗兰对克莱尔能如此平静地接受这个消息感到惊讶，克莱尔在为布鲁斯打石膏时温和地与他交谈，确保他不会过度疼痛。结束时，克莱尔向布鲁斯、监狱警官和罗兰解释了打石膏的相关事宜。布鲁斯对她表示感谢，随后被护送回监狱。罗兰觉得这一切都难以理解。

（二）案例分析

实践活动 8.1　评判性思考

在案例情境"保守秘密"中，撒谎是合理的吗？请给出你的解释。参考提纲见本章末。

实践活动 8.2　反思

在第 2 章中，我们讨论了如何处理难以提供无差别照护的问题。现在，请你代入罗兰的角色，思考将如何应对。为了提供专业的无差别照护，你需要考虑哪些因素？

参考提纲见本章末。

在现代伦理原则中，最常被引用的是由比彻姆（Beauchamp）和柴尔德里斯（Childress）在 2013 年提出的**有利、不伤害、自主和公正**原则。这些原则依据特定情况下的职责来指导行动，因此属于部分的传统道义论。因其在现代伦理思维中的重要作用，这些伦理原则都值得学习。

1. 有利原则。

有利意味着对患者确有**助益**。例如，健康促进旨在通过帮助患者自助来促进健康。这样的活动可以被归类为助益。在这个意义上，**助益**具有相当广泛的含义，不仅意味着提供良好的护理，还意味着善待和尊重患者。

2. 不伤害原则。

不伤害意味着不造成伤害。为避免对患者造成伤害，风险评估是医疗卫生实践的基本组成部分。虽然医疗保健专业人员很少会故意伤害照护对象（尽管也存在一些例外情况），但医疗与社会保健专业人员有义务将风险评估纳入患者评估和护理计划过程中，以确保不会对患者造成伤害（如需了解如何做到这一点，请参阅第 6 章和第 7 章）。然而，在医疗与社会保健领域，这一原则不能被过于死板地应用，因为我们实际上会做一些可能会造成伤害但长期对患者有益的事情（例如接种疫苗，一开始会疼痛——造成伤害——但长期对患者有益）。不伤害原则意味着不要有意造成伤害，或者如果已经造成了一些伤害，确保这是在做对患者有益的事情，并且你的意图是保护患者利益。

3. 自主原则。

自主原则承认患者有权自行做决定。例如，患者可以自行决定何时洗漱、穿衣或上床睡觉，而不必受限于医疗与社会保健的日常安排。同样，尽管戒酒、减重或调整饮食可能对患者有益，但他们有权自主选择是否自愿执行。在本章的最后，我们将讨论利益最大化这一伦理概念及其在英国法律中的应用。

4. 公正原则。

公正关乎社会的共同利益和负担，关乎公平对待每个人（Ellis，2020）。可以说，公正也是人与人之间的契约，即如果一个人满足了他人要求，他可以期望得到回报。对整个社会而言，医疗与社会保健既是一种利益又是一种负担，因为它涉及接受照护和筹集照护资源的资金。公正要求对于具有相同或相似需求的人应该受到相同的对待。正如护士、助产士和护士助理的职业行为准则要求的那样，始终诚实守信、公正待人、不歧视、欺凌或骚扰他人（NMC，2018b）。

接下来将继续讨论患者评估和护理计划制订中的伦理理论。

三、患者评估和护理计划制订中的伦理理论

伦理理论为指导医疗与社会保健实践的照护哲学（philosophies of care）提供了依据，并要求从业人员对服务对象负责（Lloyd，2010）。照护哲学是关于特定领域的价值观和信念。正是这些价值观和信念影响着护理行为。自主、有利、不伤害、公正等伦理原则也影响着患者评估和护理计划的制订，尤其是在6Cs的价值观和行为未得到贯彻的情况下。6Cs的价值观和行为通过尊重患者的自主权和尊严来体现关怀和同情。现在我们来讨论这四个原则如何应用于护理计划的制订。

1. 自主原则。

自主原则假设患者有权参与，甚至主导护理决策。在评估过程中，重要的是在不控制个人言论的情况下，以非评价的方式收集相关数据，因为患者有权选择他们自己的生活方式（只要不干涉他人的权利）。

在制订护理计划时，医疗与社会保健专业人员可以提供建议，但是否接受这些建议取决于患者。《2005年精神能力法》明确规定，除非已经证明患者没有能力做决策，否则应该假设他们有做决定的能力。该法案还明确规定，有权做决策的人可能与他人意见不一致，所以在为有能力且可以行使自主权的患者制订护理计划时，所制订的计划需包含患者所做的决定。在患者失能而无法行使自主权的情况下，有关其治疗和护理的任何决定都需要反映出患者在有能力并符合其最佳利益的情况下可能做出的选择。阅读案例情境"健康状况的恶化"有助于你更好地理解这一点。

2. 有利原则。

正如前面所提到的，有利原则意味着助益。在此基础上，你需要确保你的评估考虑到了患者的福祉，并且始终促进其健康和幸福。从自主权的角度，对患者的助益还意味着你赋予患者能力去确定什么对他们来说是好的（即患者是定义预期照护结局的人）。阅读案例情境"社交逃避"有助于你理解这一原则是如何在实践中体现的。

3. 不伤害原则。

不伤害原则是指不造成伤害。它也可以与 6Cs 中的能力要素相关联。从这个角度来看，患者评估侧重于对现存和潜在问题进行风险评估。护理计划紧随其后，包括护理干预措施，以预防这些问题的发生或减少其影响。阅读案例情境"糖尿病足问题"有助于你更好地理解患者评估和护理计划的制订。

4. 公正原则。

患者评估和护理计划制订中的公正涉及护理干预、资源和时间的公平分配。阅读案例情境"床单困境"，了解临床实践中的公正原则。

（一）案例情境

健康状况的恶化

威廉（William）是一名 72 岁的退休铁路工人，与妻子马乔里（Marjorie）住在一座平房里。马乔里注意到威廉似乎越来越迷糊。他不记得东西放置的位置和重要的日子，夜间经常在屋里徘徊。有一次，威廉跌倒并扭伤了脚踝，被送去进行医疗鉴定。马乔里坚持认为威廉无法自理，并且跟你说威廉需要别人告诉他该做什么。马乔里总是不断地告诉威廉该做什么，威廉显得焦虑不安和困惑，并表示他想出去和朋友们喝一杯。

你为马乔里沏了杯茶，并请她在外等候，同时对威廉进行评估。威廉无法回答所有的评估问题，并一再表示他想要离开。你确定他有记忆问题，他不知自己身在何处。你多次告知他现在所在的位置，并根据需要不断强化这些信息。

你发现威廉能够表达饮食偏好，是否希望你触碰他的脚踝，以及是否感到疼痛。然而，你对他在照护安排方面做出决策的能力有所担忧，尤其是出院后的安排，你将这些担忧与医疗团队进行了沟通。

社交逃避

亨利（Henry），男，81岁，与女儿米兰达（Miranda）一起生活。受失禁问题困扰，他变得越来越孤僻，逃避家庭互动和普遍社交。社区的失禁专科护士上门访视并解释了失禁管理方法的几种选择。亨利仍愿继续使用便壶，但问题是他经常弄湿自己的衣服和床单，米兰达每天都得清洗。亨利非常固执，这让米兰达感到很无助。

亨利的儿子格拉汉姆（Graham）住在邻郡。格拉汉姆邀请亨利去他那里住一段时间，好让米兰达休息一下。亨利因为自己的失禁问题，拒绝了格拉汉姆的邀请。米兰达与社区护理团队进行了交谈，并询问他们是否可以提供帮助。社区护士吉尔（Jill）再次与失禁专科护士联系，并与亨利会面。他们讨论了导尿器（urisheath system）的使用，它能帮助有失禁情况的亨利外出，也能让他与米兰达一起生活时更加便利。

起初，亨利有些不情愿，当格拉汉姆夫妇生了一个女儿后，亨利渴望与孙女共享天伦，最后同意尝试带着这个新装置去跟儿子同住。吉尔详细地讲解了导管的使用和管理方法，并给亨利足够的时间来适应。她多次上门访视以帮助亨利熟练使用并留下导尿器供亨利私下检验。

亨利来到了格拉汉姆家，很享受与小孙女共度的美好时光。后来他一直使用导尿器，现在已经能够更好地与米兰达一家相处了。

糖尿病足问题

伊芙（Eve），女，65 岁，患糖尿病 5 年。因为使用胰岛素影响了她的日常生活，这让她觉得很麻烦。伊芙喜欢徒步旅行和艺术鉴赏。不幸的是，由于血糖控制不佳，她开始出现神经病变，脚部的神经末梢受损，以致行走困难。

埃莉诺（Eleanor）是一名社区实习护生，在执业护士菲诺拉（Finola）的指导下为伊芙做常规检查。埃莉诺注意到菲诺拉特别关注伊芙的脚并检查得很仔细。埃莉诺还注意到伊芙脚部皮肤变色、干燥，脚指甲看起来已经扭曲且变色。菲诺拉给伊芙提供了有关如何照料足部特别是皮肤的建议。她将伊芙转诊给足病医师，以获得专业的足部护理帮助。

当伊芙离开后，埃莉诺问菲诺拉为什么她没有主动提出为伊芙剪脚指甲，因为它们看起来有点长。菲诺拉解释说，由于伊芙患有糖尿病，剪脚指甲存在风险，比如尖锐的指甲划伤周围的脚趾引起感染，或者划伤皮肤。因此，糖尿病患者应该在足部护理方面得到足病专家的帮助。菲诺拉强调，护理计划包括评估潜在的风险（如感染）并计划如何避免这些潜在的伤害。埃莉诺明白了在护理计划制订过程中纳入潜在问题的重要性。

床单困境

圣诞节期间，卒中病房发生了诺如病毒（norovirus）感染，许多工作人员和患者都生病了，导致病房人手不足。责任护士佐伊（Zoe）需要分清轻重缓急，确保患者得到所需的护理。她和另两名工作人员一起值班，其中一人是注册护士，另一人是照护助理。他们共同确定优先照护需求，并向其他患者解释无法立即为其提供照护的原因。许多患者出现失禁或呕吐，需要更换床单。由于是圣诞节，卒中病房和其他病房都没有足够的床单了。佐伊决定用上层盖的被单替换所有弄湿的下层床褥，然后用毯子或被芯来代替上层盖的被单。最后一部分干净的床单留给那些持续呕吐或失禁的患者。虽然不是理想的解决方案，但确保了所有患者都能保持干净和舒适。

（二）案例分析

实践活动 8.3　评判性思考

在案例情境"健康状况的恶化"中，涉及威廉能否自主决策。请思考以下问题：

1. 威廉的自主权受到了什么影响？

2.《2005 年精神能力法》对此有何规定？

3. 还需要考虑哪些其他因素？

4. 这与"6Cs"的原则有何关联？

参考提纲见本章末。

案例"社交逃避"强调了患者评估的必要性，特别是为了识别问题并制订解决方案，这些计划不仅有利于维护健康，还能提高患者的幸福感和自主权。医疗与社会保健专业人员的建议可能不会立即被接受，但如果护理计划可与患者共享，并且清楚地向患者传达和解释其益处，患者更有可能理解干预措施如何起效。

案例"糖尿病足问题"凸显了评估潜在风险的重要性，既包括患者可能自行造成的潜在伤害，也包括医疗保健专业人士未提供必要信息可能导致的潜在伤害。护理计划的制订可能还需要其他医疗与社会保健团队成员的参与。

案例"床单困境"凸显了护士在真实临床护理实践中经常遇到的问题。按照公正原则，所有弄湿床单的患者都应得到平等对待并获得洁净的床单。然而，正如这个案例情境所示，在资源有限时，公平无法总能实现，因此必须发挥临床判断的作用。患者评估对于识别优先事项以及评估潜在风险至关重要。这凸显了在实践中运用伦理原则可能会遇到的问题。接下来将进一步探索这一问题。

四、伦理理论和伦理实践问题

伦理理论与伦理实践问题往往与资源相关。例如，等候者名单的产生就是因为需要治疗的人太多，但可用的空间或人力资源却有限。同样，伦理思维和伦理行为不匹配也会带来问题。例如，谈到非歧视性，你可能已经意识到在护理实践中有时需要对患者进行区别对待。阿斯顿（Aston，2010）指出："在日常工作中，我们有时难以判断是否真的在为患者的最大利益服务。"在面对来自不同文化背景的患者而难以整合不同世界观的情况时尤为明显。阅读以下案例情境将有助于理解这一问题。

（一）案例情境

必姬（Biji）遭遇性侵犯

必姬，20岁，法律专业大学生。参加派对回家的路上遭到强奸，因阴道受伤而被送至妇科病房。必姬信仰印度教，因害怕家人为此感到耻辱而不愿告诉他们。很明显，她很痛苦并需要支持。你很难理解为什么她的家人会认为这是她的错。你们讨论了这个问题，但她坚决不想让家人知情。

那天下午，必姬的母亲来探望她，询问她出了什么事。由于必姬已明确禁止你告知她的家人，因此你解释说患者信息是保密的，她需要亲自询问必姬。后来，你看到必姬和她妈妈争吵，当她妈妈离开后，必姬痛哭流涕。你前去安慰，但她伤心欲绝，因为她的妈妈要与她断绝关系。你试图安抚她，告诉她母亲会回心转意，但她说你不了解她们的文化。

你不确定接下来该做什么，于是求助带教老师。带教老师明确指出你没有违反必姬的保密要求，而让她自己去告知她妈妈的做法是正确的。然而，当她与母亲交谈时，有一位工作人员在场提供额外支持会很有帮助。带教老师建议你多了解不同宗教和文化，为以后的护理实践奠定基础。

（二）案例分析

必姬的案例说明世界观的不同有时会限制沟通和治疗关系。尽管必姬的保密要求没有被破坏，但仍然涉及这种保密是否对她有益并且不会造成伤害的伦理问题。同样，6Cs原则强调提供富有同情心的照护，医疗保健专业人员应该关注患者需求，勇于处理患者遇到的问题。伦理困境源于在多种选择中做决策，并且决策的后果难以预测。例如，治疗等待名单可能会有取消或减少的患者，并且患者的诊疗优先顺序是由临床医生决定的。这会侵犯患者自主决策权，但实际上，这种做法可能是公平公正的。阿斯顿（Aston，2010）提出，在面对此类伦理困境时，我们需要考虑临床决策是否有利、正确、公平、诚实和赋权。

护士在道德上有责任为患者尽力而为（Wilkinson，2016）。事实上，《**护士、助产士和助理护士的职业实践和行为准则**》要求护士"将护理 / 助产服务需求者和使用者的利益放在首位"（NMC，2018b）。这意味着在护理计划中，护士需要承担起提供有效、合法、胜任的优质护理的责任。作为一名护生，你可能觉得自己并不总能胜任。因此，你需要让带教老师或其他团队成员知道你觉得自己无法熟练地完成这些任务，然后继续扩充知识储备。如果患者要求你做一些你自己不确定的事情，也是同样的道理。

保守秘密是问题和困难繁多的伦理领域。请回顾本章开头关于南茜的伦理困境的案例。重新阅读案例情境后，完成实践活动 8.4，解决其中涉及的伦理问题。

> ### 实践活动 8.4　评判性思考
>
> 你会在南茜的伦理困境案例中发现一些值得关注的地方。列举该案例中的伦理问题。回答以下问题：
>
> 1. 南茜需要考虑什么？
> 2. 南茜可以做什么？
> 3. 南茜还可以让哪些人介入？
>
> 参考提纲见本章末。

五、最佳利益

在结束本章关于伦理问题的讨论之前，值得我们花一些时间更详细地探讨关于"最佳利益"的话题。正如在本章前面部分所述，患者护理计划的制订需要考虑其最佳利益，但是"最佳利益"的具体含义并不总是那么容易理解。例如，"最佳利益"是指什么？谁来定义"最佳利益"？当患者本人无法做出决策时，谁来决定他们的"最佳利益"？

随着人口老龄化和痴呆等疾病日益普遍，这些问题愈显重要。在社会照护工作中，照护者和护士普遍依据最佳利益制订护理计划，并将其用作对那些无法参与护理计划制订的患者提供护理计划和护理服务的合理性依据。

在必姬的案例中，我们发现护士可能认为与必姬的家人讨论发生的事情是对必姬最有利的，因为从护理的角度来看，家庭支持是宝贵的。但是我们也看到，从文化的角度，谈论强奸不是某些文化背景的人会做的事情，因此可能不符合必姬的最佳利益。这为我们理解"最佳利益"提供了一个视角。

一方面，患者的部分利益可以归类为生理层面的利益。本杰明和柯蒂斯（Benjamin and Curtis，2010）指出，专注于生理层面的利益的决策可以被视为是**技术层面**的医学决策。

其他决策则没那么客观，可能涉及患者文化和生活背景。本杰明和柯蒂斯（Benjamin and Curtis，2010）将这种情况称为**背景层面**的医疗决策。通过沟通和理解，护士能够评估和制订符合患者背景和以患者为中心的护理计划。

患者的背景信息通常由家庭成员和多学科团队成员提供，他们认识患者，或是了解患者已有一段时间了，甚至在患者患病前就认识他们。对于那些可能无法再表达自己最佳利益的患者，护士制订护理计划时获取信息的其他来源包括关注预先制订的护理计划和患者事先表达的意愿。

识别患者的最佳利益并据此制订护理计划也是英国2005年《精神能力法》的要求。该法案规定："根据本法，为或代表无行为能力者行动或决策时，必须符合其最佳利益"。这些决策"必须考虑到，尽可能确切地……患者过去和现在的意愿和感受（尤其是他在有能力时作出的任何相关书面声明）"。

因此，了解最佳利益及其含义，能够让护士充分理解以患者为中心的护理计划的性质及其在护理和伦理观上的重要性。在这个意义上，最佳利益和以患者为中心的护理计划的制订是密不可分的。

（一）案例情境

制订迈克尔（Michael）的护理计划

迈克尔最近住进了养老院。他患有晚期血管性痴呆，不知自己身在何处，不认识家人，不认识护理人员，也不知道他们是做什么的。迈克尔有时会非常愤怒，并且会对家人动粗。虽然他是一位年老且患有关节炎的人，尽管没有以前那么严重，却足以让他们将其送入养老院。

护士贝拉（Bella）负责制订迈克尔的护理计划，但由于迈克尔入院前是居家护理，贝拉手头几乎没有什么可参考的信息。贝拉是一名经验丰富的养老院护士，她带着学生隋敏（Sui Minh）讨论如何评估迈克尔的需求。隋敏认为他们可以借助迈克尔的诊断和贝拉的经验，但贝拉认为这样还不够。

贝拉建议与迈克尔的社工交流，获取他的社会保障计划的复印件，里面包含了部分信息。他们发现迈克尔最近还去过一个日间中心，通过与那里的工作人员交谈，他们了解到迈克尔的一些爱好，比如听爵士乐。

贝拉还建议约个时间，与迈克尔的家人交流一下社交史，比如他曾经去过的地方和从事的工作，以及之前的居家照料方式。隋敏惊讶于他们能够收集到如此多的信息，以及贝拉如何利用这些信息制订护理计划，包括当迈克尔愤怒时保持冷静以及情绪不稳定时的应对策略。

虽然隋敏可能没有意识到，但所看到的这些都是贝拉为制订代表迈克尔最佳利益的照护计划所做的努力。她把迈克尔当作一个人来了解对他而言重要的事情，而不是专注于他的医学诊断。贝拉从迈克尔的家人、朋友以及熟人那里收集他的生活背景，代表此前我们所作的语境层面的医疗决策——基于迈克尔的现况和过去为其制订护理计划，关注的是他这个人，而不是他的疾病。

（二）案例分析

实践活动 8.5 反思

想一想你最近实施的一次护理计划评估。列一张清单，看看你为了制订护理计划在哪些地方收集了患者的信息。思考一下不同信息来源对护理计划制订过程的贡献。你还可以从哪里获取信息？这些信息可能对计划制订有何帮助？

由于此活动基于你的个人经验，本章末尾未提供参考提纲。

你可能已经注意到，你能用的证据来源非常有限，且主要依赖于临床记录和患者陈述。然而，如果你在为一名儿童或失能者制订护理计划，关于他们的需求和偏好，你只能依赖于他们的家人来提供。

六、小结

伦理、道德理论和原则对于引导决策和行动非常有用，但它们也可能彼此冲突，使护士产生道德和伦理困境。临床推理有助于解决这些困境，但永远不会完全令人满意或完全满足某一个人的需求。你需要将此作为专业实践的一部分来理解和反思，持续深入学习并发展实践技能。

章节概要

本章探讨了支撑护理实践的一些主要伦理理论和原则，我们用一些临床常见案例情境进行了阐述。你也对其中的某些问题进行了评判性探索和反思。这种做法让你发现了将伦理理论转化为伦理实践存在的一些问题。运用这些知识你可以更好地评估、计划、实施和评价患者照护。当然，使用这些工具来进行决策对于护士来说并不容易，更不用说护生了。第 9 章将会详细阐述临床决策方法，你将有机会探索前几章中所获得的经验教训。

实践活动的参考提纲

实践活动 8.1 评判性思考（第 172 页）

通常情况下，在医疗与社会保健环境中，我们不会对患者撒谎，因为平等待人很重要，而且一旦谎言被揭穿，将会损害患者对医疗与社会保健专业人员的信任。但在那种情况下，珀尔已经无法理解她所生活的世界，而且每次如实告诉她凯恩已经去世的事实只会让她感到不安。因此，合理的做法似乎是安慰她并告诉她凯恩会在晚些时候回来，即便这样也只能帮助她改善情绪困扰和提升幸福感。

实践活动 8.2 反思（第 172 页）

很可能你已经考虑到了《护士、助产士和助理护士的职业实践和行为准则》（NMC，2018b），其中明确规定："以友善、尊重和同情的态度对待患者""在照顾患者时始终保持客观并确立明确的专业边界"，以及"确保不以非适当的方式向患者表达你的个人信仰（包括政治、宗教或道德信仰）"。这意味着无论你持怎样的个人观点和偏见，都不能让它们影响你对待照护对象的方式。你可能已经发现了某些可能对你个人而言很艰难的情况。在这样做的过程中，重要的是发展一些应对策略来帮助你克服这些困难，并始终在专业实践中坚守规范。

实践活动 8.3 评判性思考（第 178 页）

威廉不知自己身在何处，无法做出留在医院或回家的明智决策，因此自主权受限。此外，他的妻子正试图为他做出决策。根据 2005 年《精神能力法》，即使他无法对复杂问题进行决策，如关于回家后的照护安排，但关于饮食、洗漱、穿着以及日常生活等简单事情仍应征询他的意见。医疗团队有必要确定威廉的决策能力是暂时性还是长久性受损。他们还需要考虑谁有合法的代理决策权（即谁有持久的委托授权或者由法院为他指定的代理人）。你可能已经觉察到威廉和他的妻子马乔里之间的关系。她是否有想要接管并为他做决策的动机？这是否符合他们的正常关系？护士在要求马乔里到别处喝茶等候的时候展示了处理问题的勇气。护士在评估威廉的真实情况时表现了良好的沟通技巧和充满关爱的态度。

实践活动 8.4 评判性思考（第 181 页）

南茜需要考虑的问题可能包括：

1. 关于西比尔被锁在房间里（据称）所涉及的自主权问题；

2. 西比尔的心智能力；

3. 西比尔孙子的参与程度以及是否存在合谋问题；

4. 保密原则如何处理；

5. 为保护西比尔免受欺诈和财产损失而涉及的有利和不伤害问题，同时考虑西比尔与女儿格罗丽娅和孙子卢克之间的关系。

南茜首先需要与格罗丽娅交谈，了解家中的真实情况。在这个过程中，她并没有违反西比尔的保密性。此外，南茜还需要评估西比尔的心智能力，了解组织关于成人和儿童保护的程序。如果她在这些事情上有所担忧，就可以根据这些程序采取行动，尤其是西比尔似乎是一个容易受伤的成年人。南茜可以邀请社工参与协助。

拓展阅读

1. Beauchamp，T and Childress，J（2013）*Principles of Biomedical Ethics*（7th edn）. Oxford：Oxford University Press.
这是现代医疗领域最著名的伦理教科书之一。

2. Ellis，P（2020）*Understanding Ethics for Nursing Students*（3rd edn）. London：SAGE.
本书介绍了伦理学如何以演绎和归纳的方式来解决问题，以及学生如何运用反思技巧巩固伦理知识和提升理解能力。

3. Rahman，S and Myers，R（2019）*Courage in Healthcare：A Necessary Virtue or a Warning Sign*? London：SAGE.
本书赋予医疗专业人员提供符合医疗服务伦理的勇气。

4. Seedhouse，D and Peutherer，V（2020）*Using Personal Judgement in Nursing and Healthcare*. London：SAGE.
本书从实践角度探讨了医疗保健领域的伦理问题。

第 9 章
患者评估和决策

译者：黄亚兰，余婷

基于《未来护士：注册护士的能力标准》，本章将介绍以下宗旨和能力标准：

宗旨 1：成为一名负责任的专业人员

在申请注册时，注册护士应能够：

1.9 理解依据照护对象需求和偏好做出所有照护和干预决策的必要性，识别并处理任何可能对决策造成不当影响的个人及外部因素。

宗旨 2：促进健康、预防疾病

在申请注册时，注册护士应能够：

2.1 在与照护对象接触时，理解并应用相关原则促进、维护和改善健康以及预防疾病。

宗旨 3：评估需求并制订护理计划

在申请注册时，注册护士应能够：

3.9 识别并评估患者受伤害风险以及可能使他们面临风险的情况，确保迅速采取行动以保护弱势群体。

3.15 具备与照护对象及其家属、照护者合作的能力，共同持续监测、评估和再评估所有议定护理计划和护理措施的有效性，共同制订决策、重新调整议定目标，记录进展和各项决定。

宗旨6：提升护理安全和质量

在申请注册时，注册护士应能够：

6.7 理解如何在实践中评估护理质量和效果，掌握如何使用服务质量评价和审计结果实现持续改进。

宗旨7：协调护理

在申请注册时，注册护士应能够：

7.9 促使弱势人群或残疾人士获得平等的健康护理，在需要时有能力为他们发声，并对其照护评估、计划和实施做出必要且合理的调整。

章节目标

通过本章学习，你将能够：

1.描述患者评估如何影响临床决策和干预；

2.认识到健康问题和预防性卫生保健的不确定性、挑战性和多变性的本质；

3.识别直觉性临床判断和分析性临床判断的优缺点；

4.将认知续线理论（cognitive continuum theory）的九种实践模式应用于评估和照护；

5.将矩阵模型（matrix model）的十种决策观念应用于评估和照护；

6.将"PERSON"评估工具应用于护理评估和决策。

一、引言

假如缺乏对健康问题的准确评估，那么针对个体制订的任何护理决策都有可能是不安全且无效的。评估、临床判断和决策紧密相连，因为在准确识别健康问题的同时，还需提供安全有效的护理干预措施。本书第 1 至 8 章展示了为诊断健康问题而开展的多途径评估信息收集（如患者本人口述、研究证据），然后开展符合伦理的整体护理计划（针对个人和社区）以满足相关的健康需求，并尽可能防止健康问题再次发生。通过案例情境，本章将健康问题的评估与临床判断、决策及解决问题的干预措施联系起来。包括认知续线理论的九种实践模式和矩阵模型的十种临床决策观念（Standing，2010，2023）在内的相关理论和研究都将应用于护理评估。最后，为了回应弗朗西斯调查报告（Francis，2013）对护理实践的批评，开发了"PERSON"评估工具（Standing，2023），主要用于检查和加强以人为本护理中的患者评估和决策。

二、评估、临床判断、决策和医疗保健干预

下面这个案例情境强调评估、临床判断、护理决策与跨学科医疗保健干预间的相互关系。

（一）案例情境

评估安吉拉（Angela）的耳部不适并决定如何处理

安吉拉，女，48岁，是一名警长。她有用棉签清洁耳朵内部的习惯。尽管外包装上印有不要把棉签插入耳朵的警告标识，但当安吉拉觉得耳朵不适而需要清洁时，借用棉签是她发现的最好方法。有一天，一个棉球脱落卡在了她的左耳里。当安吉拉试图把它取出来时，反而将它往里推得更远了，这加重了她的不适感。为了缓解疼痛，她每4小时服用一次扑热息痛片。

两天后，安吉拉再也无法忍受持续的刺激和疼痛，于是去看医生。医生用耳镜检查了她的耳朵，看到了耳道内的棉球，但无法将其取出。他让安吉拉去找接受过电动耳道冲洗培训的执业护士帮忙取出她左耳中的异物。但由于设备故障，护士建议安吉拉前往当地的轻伤科（minor injury unit，MIU）。

克姆（Kim）是护理专业大一学生，跟随轻伤科执业护士奈杰尔（Nigel）见习。听完安吉拉描述的问题，奈杰尔起身用耳镜检查了她的耳朵，但没有看到任何异物。克姆注意到安吉拉开始发怒，她说："这两天它一直在那里，弄疼了我的耳朵，让我感到头晕，无法集中精力工作。我的全科医生今天早上还看到了，说可以取出

来的。就算你看不到它，你也可以灌洗耳朵，说不定它就出来了呢？"

克姆感觉到奈杰尔可能在质疑他的专业能力。他问安吉拉，全科医生是否也像他一样使用了耳镜检查。当安吉拉为全科医生的专业能力辩驳时，双方发生了争执。奈杰尔声称自己也是一名合格的医疗从业者，安吉拉反驳说他只是一名护士，而不是医生。克姆感到左右为难，他尊重自己的前辈，但也能理解安吉拉的不适。

奈杰尔请另一位执业护士同事海伦（Helen）使用耳镜检查安吉拉的耳朵，海伦说她没有看到异物。奈杰尔告诉安吉拉，他们没有发现任何问题，因此不会对她的耳朵进行灌洗。安吉拉非常沮丧地离开了轻伤科（离开前她填写了一份评价表，对自己所接受的照护表达了强烈的不满），因为她没有感觉好转，却被告知没有任何问题。她又联系了外科，紧急约见了另一名全科医生。这名医生也看不出耳内有异物，但注意到耳朵发炎严重，开了口服抗生素，并让安吉拉去耳鼻喉科就诊。耳鼻喉科顾问确认安吉拉的左耳中没有异物（"一定是棉球掉出来了"），但她的耳朵仍存在感染。他告诉安吉拉，耳朵感染时不建议灌洗，并开了抗生素滴耳液，并建议安吉拉以后不要再使用棉签，而是使用软化耳垢的滴耳液来清洁耳朵。一周后，安吉拉感觉好多了。

（二）案例分析

安吉拉的案例表明，一个看似无害的事件，如棉签卡住耳朵，会导致疼痛、不适、烦躁和感染（如果治疗不及时，可能会导致耳聋等更严重的问题）。该案例还说明了在短时间内可以有多人参与到某一个人的护理中，以及他们在健康问题的评估和处置上的差异。实践活动 9.1 提供了一个框架，指导你对安吉拉的案例进行反思，以使你能够了解患者评估和相关医疗保健所面临的挑战性和不确定性。

实践活动9.1　评判性思考和反思

这项实践活动的目的是让你探讨一些问题，确定评估和解决安吉拉问题的不同方法，帮助你进一步了解评估、临床判断和决策间的相互关系。再次阅读案例情境，通过总结每个人如何诊断（定义）问题以及他们决定采取什么行动来解决问题，并完成表9.1。

表9.1　评判性思维和反思评估表

评估人员	他们发现的问题	他们的决策 / 行动
安吉拉		
首诊的全科医生		
执业护士		
奈杰尔（执业护士）		
海伦（执业护士）		
克姆（护理专业学生）		
第二位接诊的全科医生		
耳鼻喉科顾问		

参考提纲见本章末。

实践活动9.1说明了在尝试对健康问题做出准确诊断并决定最佳行动方案时所面临的挑战性和不确定性。在安吉拉的案例中，不同的评估和相关的临床决策主要分为三类，如表9.2所示。

表9.2　评估以及由此产生的决策

评估和诊断	临床决策和行动
左耳里的棉球 / 异物引起疼痛和不适	取出左耳的异物

续表

评估和诊断	临床决策和行动
左耳无异物，无明显健康问题	无须治疗
左耳的炎症和感染引发的疼痛和不适	开抗生素处方药消除引发感染的细菌，从而缓解症状

每个对安吉拉健康问题进行评估的人都根据所得信息（如安吉拉的自述、一般检查和对左耳的检查）和他们所掌握的证据来作出决定。我们能够从他们得出的不同诊断总结出以下结论：

1. 评估、临床判断和决策并不是一门精确的科学；

2. 不同的医护保健执业者拥有不同的技能，他们看待问题的方式也可能不同；

3. 他们可能会犯错误，这意味着护士和医生需要对他们所提出的干预措施的风险进行仔细评估；例如，奈杰尔忽略了感染的迹象，但他坚持在没有适应证的情况下不灌洗耳朵是正确的，因为灌洗虽然比冲洗更安全，但有时也会造成损害，尤其是在耳朵感染的情况下；

4. 健康问题并非一成不变，它们可能好转、保持不变、恶化或改变。例如，引起安吉拉不适的棉球虽然掉了，但她的耳朵仍存在感染；

5. 由于健康问题具有易变性，因此需要不断地重新评估，从而根据需求调整临床判断、决策和相关干预措施。

流程图 9.1 总结了问题评估、诊断、临床判断、决策和医疗保健干预间的相互关系。在实践活动 9.2 中，你需要讨论并将此流程图应用到临床实践中。

实践活动 9.2　反思和团队合作

此项实践活动旨在强化你对评估、诊断、临床判断、决策和医疗保健干预间相互关系的理解，并鼓励你在评估和临床决策过程中重视团队合作。

和你的同事们一起研究流程图 9.1，并结合你们实习期间经历过的案例进行思考。牢记在安吉拉的案例中，不同的医护人员是如何参与其中的。因此，在你和同事们确定的患者评估实例中，要尽量考虑到每个人的相关贡献。看看你能否找出他们发现照护对象健康问题的不同方式，以及他们在临床决策和干预方面的差异。参考这些临床判断和决策可能基于的各类证据，思考为什么会出现这种情况。从患者疗效的角度审视所采取干预措施的有效性及其对后续临床决策的影响。最后，反思自己在此实践活动中学到了什么，以及流程图所述的过程中有哪些方面值得你进一步学习。看看你和你的同事是否可以帮助彼此更好地理解问题，或者就找出更多问题的计划达成一致。

由于此活动供讨论和学习，本章末尾未提供参考提纲。

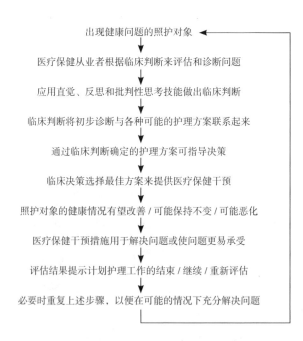

出现健康问题的照护对象

医疗保健从业者根据临床判断来评估和诊断问题

应用直觉、反思和批判性思考技能做出临床判断

临床判断将初步诊断与各种可能的护理方案联系起来

通过临床判断确定的护理方案可指导决策

临床决策选择最佳方案来提供医疗保健干预

照护对象的健康情况有望改善 / 可能保持不变 / 可能恶化

医疗保健干预措施用于解决问题或使问题更易承受

评估结果提示计划护理工作的结束 / 继续 / 重新评估

必要时重复上述步骤，以便在可能的情况下充分解决问题

图9.1 评估、临床判断、决策和医疗保健干预

三、将决策理论与研究应用于患者评估和医疗保健

斯坦丁（Standing，2010）将认知续线理论的九种实践模式（第 2 章中提到）应用于护理和医疗保健中，表 9.3 用于审视安吉拉案例情境中的决策。

表 9.3　九种实践模式在安吉拉案例中的应用

九种模式	安吉拉案例中的决策实例
直觉判断	安吉拉认为可以用棉签清洁耳朵，尽管包装上有警告说不能这样做；当安吉拉被激怒时，克姆感受到了她的这种不适。
反思性判断	克姆认为自己在尊重前辈奈杰尔和同情安吉拉之间感到纠结。
患者和同行辅助判断	安吉拉向专科护士说明了问题，并描述了她的症状（如疼痛）；他们将安吉拉转诊给了其他医护人员（如奈杰尔请海伦来检查耳朵）。
系统辅助判断	使用特殊设备（耳镜）检查耳朵；适用于所有人的系统性的问题解决方法。
对经验和研究证据进行评判性审查	①安吉拉对自己在轻伤科接受的照护很不满。②第二位全科医生和耳鼻喉科顾问发现了感染的迹象，并知道该用哪种抗生素进行治疗。
行动研究和临床审计	①安吉拉在轻伤科填写了评估表，对她认为护理工作做得不好的方面进行了反馈；有故障的电洗耳装置需要维修。②耳鼻喉科顾问建议安吉拉不要再使用棉签清洁耳朵，而是用滴耳液。
质性研究	①安吉拉的照护经历是一项定性的案例研究。②克姆从自己的经历中学到的东西将来可以写成文章发表。
调查研究	对电动耳灌洗的回顾研究表明，虽然它比耳冲洗更安全，但仍然有风险（例如当压力过大时，会损伤鼓膜或引起感染）。
实验研究	处方中的抗生素是通过科学研究和临床试验开发和测试的。

如表 9.3 所示，九种实践模式中的每一种都可用于审视安吉拉案例中涉及的决策。这表明，护士和其他从业人员在临床判断和决策过程中会借鉴广泛的知识

和证据。判断和决策的认知续线理论结合了人的**直觉判断**（基于个人主观经验）与**分析决策**（基于客观的科学研究）这两个对立的极端（Hammond，1996）。这九种实践模式表明，判断和决策可以包含不同程度的直觉和分析，从对某人的"直觉"到给予经过科学研究和临床试验验证的药物，不一而足。

理想情况下，不管在什么情况下都不会因为喜好而坚持选择的实践模式。当在必要情况下必须"现场"做出决策以快速反应时，直觉是非常宝贵的，但如果过于依赖直觉，则很可能会忽略重要的研究证据（例如，安吉拉忽略了不要把棉签塞进耳朵里的警告）。当有时间研究和制订循证护理计划时，分析是非常有用的，但如果过于依赖分析，很可能会忽略重要的感官或情绪方面的信息线索（例如，奈杰尔只关注没有棉球，而没有注意到炎症，也没有发现安吉拉的身体问题；他也没有意识到自己的语言和非语言沟通方式可能会让事情变得更糟）。

护理和医疗保健工作中的临床决策也能决定每个照护对象的生死存亡，因此在诊断问题和提供安全有效的护理时，准确的临床判断和决策至关重要。然而，案例表明，这并非一门精准科学，人为失误可能会导致重要信息（如不良健康状况的体征和症状）被遗漏或曲解。这就是要对临床决策进行研究的原因，目的是了解更多相关信息，发展更好的技能和能力，并降低错误和失误发生的可能性。

九种实践模式的每一种都有各自的优缺点，核心是根据所要解决问题的性质，使用最合适的实践模式。要做到这一点，需要掌握所有九种实践模式的知识和技能。接下来将通过九种实践模式应用到一个关于护生参与患者评估经验的案例来进一步加深你的理解。

四、九种实践模式在护生评估患者中的应用

作为一名护生，你可以理所当然地期望从注册护士、带教老师和其他医护人

员那里获得决策方面的指导和榜样示范。然而，除非你一直处于恍惚状态，否则你在清醒的每时每刻都在独立地做决策，包括实习期间，正如下面的案例所示。

（一）案例情境

评估维姬（Vicky）抱怨的巨大压力，并决定如何处理

马里恩（Marion）是一名护理专业二年级的学生，正在社区实习。实习内容包括与一名学校护士一起负责服务一所大型综合学校学生的健康需求（如急救、健康教育、支持、建议、免疫接种检查）。14 岁的维姬来到校医室，问马里恩能否给她开点治疗"神经紧张"的药。马里恩解释说，她不是护士，护士应该会在 20 分钟后回来，并问维姬是想继续等还是回去。维姬选择继续等待，并告诉马里恩她讨厌来学校，学校让她感到压力巨大。马里恩问她在学校是否有什么让她感觉特别有压力的地方。维姬说，有一位高年级的学生苏（Sue）"很喜欢"她，一直试图亲吻她的嘴唇，并且在上学和放学路上跟着她，尽管维姬说"离我远点"，苏还是不停地跟踪她，这让她感到害怕和尴尬。在维姬拒绝了苏的表白后，苏非常生气，她告诉父母自己头上的伤是维姬攻击她造成的，其实那是与另一名年轻女子打架时，被脚踢所导致的。苏的父母知道维姬常去一个滑冰俱乐部，他们在俱乐部外把维姬和她母亲拦在车里，辱骂她们，用脚踢车，打破后视镜，并在维姬的母亲叫他们住手时对她拳打脚踢。维姬说她睡不着觉，吃不下饭，总觉得不舒服，非常害怕苏，希望马里恩给她一些"能让这一切都消失"的东西。

当维姬描述这些非常令人不安的事情时，马里恩不知道自己该

怎么做，因为她觉得这完全超出了她的能力范围。就在这时，她想起了一个关于保护弱势人群的讲座，她意识到自己有责任把维姬的话转告给护士。护士回到办公室后，马里恩向她简单讲述了自己是如何处理维姬的求助的，以及她的问题要点。护士说，马里恩鼓励维姬表达自己感受这一点做得很好，重要的是要做好记录，并在与维姬交谈后向校长、维姬的老师、家长和全科医生报告此事。

（二）案例分析

维姬的案例表明，在临床实习期间，你永远不知道会发生什么。当意料之外的事情发生时，你往往需要独立思考，并在没有资深同事建议或没有机会研究如何应对的情况下当场作出决定。实践活动9.3要求你参照Standing的九种实践模式，审视马里恩在照顾维姬时所做的决策。

实践活动9.3　评判性思考和决策

此项实践活动的目的是练习将决策理论应用于患者评估和决策。回顾一下在安吉拉的案例情境中是如何使用九种实践模式来审视决策的，然后尝试将九种模式中你认为合适的模式尽可能地应用到维姬这一案例中的决策上（表9.4）。

表9.4　九种实践模式在安吉拉案例中的应用

九种实践模式	维姬案例中的决策实例
直觉判断	
反思性判断	
患者和同行辅助判断	
系统辅助判断	

九种实践模式	维姬案例中的决策实例
对经验和研究证据进行评判性审查	
行动研究和临床审计	
质性研究	
调查研究	
实验研究	

参考提纲见本章末。

五、护生对临床决策认知的矩阵模型

安吉拉和维姬的案例让我们得以一窥护生（克姆和马里恩）在实习期间是如何观察、反思经验以及发展患者评估、临床判断和决策方面的技能的。一项根据护生对决策技能培养反思的研究创建了一个矩阵模型，描述了护理临床决策的十种观念（关键方面）（Standing，2023）。表 9.5 列出了在斯坦丁（Standing）研究中护生对决策的十种观念，并对每种观念进行了简要说明。

表 9.5　矩阵模型：护理临床决策的十大观念

观念	简要说明
协作式	咨询患者、亲属、护士、带教老师和卫生专业人员，为以患者为中心的相关决策提供信息。
系统式	运用评判性思维和解决问题的技能来评估问题、设定目标、提供照护和评估结果。
标准式	应用 NHS 的政策、程序和护理计划、研究循证临床指南和评估工具。
确定优先顺序	进行风险评估和管理，避免对任何患者造成伤害，首先为问题较严重的患者提供护理，并保护弱势群体（如身体或精神残疾）。

续表

观念	简要说明
经验和直觉	发现当前情况与以往情况的异同，以以往的成功经验为指导，不重蹈覆辙，或意识到自己可能缺乏做决定的经验。
反思式	审视正在发生的事件（行动中的反思）或回顾过去（行动后的反思），以洞察最佳行动方案。
伦理敏感性	运用伦理原则（自主、公正、有利、不伤害）确保患者的人权得到尊重（如保密、获得对手术的知情同意）。
责任心	对患者、公众、NHS信托、护理与助产委员会和法律系统负责，并在需要时能够解释、辩护和捍卫自己的决定。
自信心	从经验和成就中获得自我肯定和专业保证，让患者和同事对你充满信心。

实践活动 9.4　反思

花点时间思考一下矩阵模型——护理临床决策的十大观念。对临床决策的描述来自护理专业学生对其临床实践经历的反思，其中包括成为注册护士的第一年。这是否与你的经验相符？你能把决策的不同方面联系起来吗？你还能想到矩阵模型中没有包含的其他方面吗？你认为它与认知续线理论的九种实践模式相比如何？

由于此活动是你的个人反思，本章末尾未提供参考提纲。

六、比较临床决策的九种实践模式和十大观念

临床决策的十大观念与九种实践模式一样，是指导和评价患者评估、临床判断和决策的循证工具。两者都描述了一系列知识和技能，并且有一些明显的共同点，如表9.6所示。

表 9.6　实践模式和临床决策观念的相似性比较

实践模式	临床决策观念
直觉判断	经验与直觉
反思性判断	反思式
患者和同行辅助判断	协作式
系统辅助判断	系统式
行动研究和临床审计	标准式

　　两者的相似性，应用上述实践模式和决策观念来指导或审视患者评估时或多或少都会涵盖相同的内容。例如，在进行实践活动 9.3 时，如果将马里恩与维姬之间的关系理解为"患者和同伴辅助判断"的范例，那么如果采用矩阵模型，这也将是临床决策观念"协作性"的范例。然而，其他四种实践模式显然更注重研究（对经验性和研究性证据的评论性综述，质性研究、调查研究和实验研究）；相比之下，其他五种决策观念则更明显地侧重于临床（观察式、确定优先顺序、伦理敏感性、责任心和信心）。为了了解这些观念对决策的影响，不妨看看它们对维姬案例的启示（表 9.7）。

表 9.7　临床决策观念在维姬案例中的应用

临床决策观念	维姬案例中的决策实例
观察式	马里恩注意到，维姬想要能够帮助她消除压力的措施，准备等待学校护士回来看诊；她回应了马里恩关于什么可能导致她在学校压力巨大的探究性问题，而且——根据她对事件的描述——她感到压力过大是可以理解的。
确定优先秩序	马里恩和学校护士认为，当务之急是采取措施保护维姬免受霸凌，确保她的安全。
伦理敏感性	马里恩尊重维姬将自己的问题告诉他人的自主权；她意识到她们之间的讨论具有敏感性和保密性，同时也意识到自己有责任向有关部门报告；她的行为（善举）似乎有助于维姬解释令她不安的原因，并有助于保护她在可预见的将来免受苏的欺凌、骚扰和恐吓（恶意）。

续表

临床决策观念	维姬案例中的决策实例
责任心	马里恩和学校护士意识到，学校有责任为学生提供安全的环境，并在发现风险时采取行动；她们还必须记录所发生的事情，因为她们可能会被要求解释和证明她们的行为。
自信心	当马里恩发现维姬问题的严重性时，她的信心开始动摇；她把注意力集中在保护维姬免受进一步的虐待上，从而恢复了镇静；当学校护士肯定了她的做法时，她的信心得到了提升。

实践活动 9.5　评判性思考和决策

请花点时间回顾一下实践活动 9.3，在该活动中，你运用了九种实践模式来审视维姬案例中的患者评估。现在，请看上述关于决策五种观念的应用，并思考它们是否有助于你在使用九种实践模式时还没有发现的关于患者评估的其他方面。

由于此活动是你的个人反思，本章末尾未提供参考提纲。

认知续线理论和矩阵模型为指导、审视和发展患者评估中的临床判断和决策提供了循证框架。十种决策观念来自护理学生对其临床经验的反思，因此矩阵模型尤其适用于注册前护士的教育。本章还鼓励以合作的、以人为本的、整体的（生物—心理—社会）、道德的和促进健康的方法来评估患者，从而对前面的章节进行补充。

七、将矩阵模型应用于患者评估、临床决策和医疗保健

成功开展以人为本的整体患者评估，为临床决策提供依据，从而提供安全有

效的医疗保健，这在理论上听起来很动听，但在现实实践中却极具挑战性。随着医护人员的技术越来越娴熟，他们的临床重点往往会局限于护理的特定方面，而这可能与把患者视为独特的个体背道而驰。以下案例说明了这种情况下可能出现的问题。

（一）案例情境

弗朗西斯（Francis）和他的家人们给我们上了一堂关于患者评估和整体护理的课

弗朗西斯，39 岁，自大学一年级时被诊断出患有偏执型精神分裂症以来，他已接受了长达 20 年的精神健康治疗。精神正常时，弗朗西斯是一个害羞、具有艺术气质、心思缜密、性格平和的人。当疾病发作时，他坚信人们想要伤害他（其实并没有），而且这些错误的信念（被害妄想症）与挑战它们的理由或证据是对抗的；他也可能听到声音（幻听），这可能让他易激惹和具有攻击性。通过药物治疗（如氯氮平，一种抗精神病药物）以及家人和社区机构的支持，弗朗西斯的精神健康状况已趋于稳定。他的母亲伊丽莎白（Elizabeth）和父亲杰弗里（Jeffrey）住在同一个镇上，他们鼓励弗朗西斯随时去看望他们或和他们住在一起。为了确保在弗朗西斯需要的时候总有一个人能在身边，他的父母从不一起外出度假。弗朗西斯还有一个弟弟詹姆斯（James）住在 60 英里以外的地方，平时喜欢与他通话。

两个月前，弗朗西斯发现他的左臂不能移动，手指也失去知觉，经全科医生检查后没有发现什么问题。几天后，杰弗里带弗朗西斯去了当地一家 NHS 信托医院的非营业时间服务处，那里值班的全科医生说物理治疗可能会对弗朗西斯有用，但并没有进行转诊。治疗一周后，情况没有任何改变。伊丽莎白非常担心，于是带弗朗西斯去看全科医生，并坚持要做一些检查以找出他左臂不能动的原因。全科医生让弗朗西斯去做计算机断层扫描（CT）检查。

扫描当天，伊丽莎白让弗朗西斯服用一片劳拉西泮（遵医嘱）缓解焦虑，她陪同弗朗西斯前往医院并做了 CT 扫描。结束后他们没有拿到检查结果，但一周后弗朗西斯收到了一封信，信中紧急预约了磁共振成像（MRI）扫描。医生没有给出任何理由，这让弗朗西斯感到焦虑。

伊丽莎白去找全科医生询问原因，医生告诉她 CT 扫描显示弗朗西斯的大脑有异常，需要进一步检查。她准备陪同弗朗西斯进行 MRI 扫描（就像陪同他进行 CT 扫描时一样），扫描顺利进行。他们仍然没有拿到检查结果，但一周后，弗朗西斯接到了全科医生的电话，让他去诊所取转诊信，带到当地医院的急诊监护病房住院。

弗朗西斯感到不安和焦虑，于是他给母亲打了电话。伊丽莎白很惊讶全科医生没有让她知道这件事，这样她能帮助弗朗西斯检查。于是她带弗朗西斯去了急诊监护病房，这里的一名顾问告诉他们，MRI 扫描结果显示弗朗西斯因脑出血而中风（也称脑血管意外，CVA）。弗朗西斯将被转到一间评估和治疗中风患者的专科病房。

弗朗西斯是由护理专业三年级的学生朱莉（Julie）送入中风病房的。病区运用整合照护路径，指导和协调多学科医疗保健团队在脑卒中患者评估和治疗中的关键环节。朱莉对弗朗西斯的初步评估主要集中在确定弗朗西斯四肢（尤其是左臂）的感觉和运动障碍，以及这种情况已经持续了多长时间。她没有询问弗朗西斯的既往史。朱莉告诉弗朗西斯，他需要在第二天的某个时候再做一次 MRI 扫描。

第二天，弗朗西斯更加焦虑不安。他知道伊丽莎白在上班，于是打电话给詹姆斯，哭着说："我不知道发生了什么事。"詹姆斯向弗朗西斯保证，下午开车去看他。在此期间，一名医院护工用轮椅推着弗朗西斯做第二次 MRI 扫描。当时护士们都很忙，没有人向弗朗西斯解释他被带到了哪里。在核磁共振成像室，弗朗西斯感到非常焦虑、痛苦和激动。当工作人员试图为他做 MRI 扫描时，他开始咒骂并尖叫，要求工作人员不要碰他。

　　接着弗朗西斯被送回病房。当詹姆斯到达时，他仍然情绪激动、脾气暴躁，对护士大喊大叫，甚至破口大骂，护士们不知道该如何应对。他抱怨自己的左臂疼痛，因为在核磁共振成像室尝试静脉注射时没有成功，导致左臂瘀伤。詹姆斯试图让弗朗西斯冷静下来，于是给母亲打了电话。伊丽莎白立即赶来，她设法安慰弗朗西斯，让他稍微放松，并向他保证那里没有人真的想伤害他。第二天，伊丽莎白说服顾问同意让弗朗西斯出院，由家人照护，准备陪他到门诊做进一步的检查和治疗。

（二）案例分析

　　弗朗西斯的案例生动地说明了对患者进行准确评估的重要性，以及医生和护士有时要做到这一点是多么困难。当事情不尽如人意时，汲取经验教训以改进工作至关重要。如表 9.8 所示，弗朗西斯及其家人展示了许多以人为本、全面评估和照护患者的技能，护士和其他医护人员可以从中学习。

表 9.8　弗朗西斯及其家人对十种临床决策观念的应用

观念	简要说明
协作式	①弗朗西斯向全科医生说明了他的手臂问题；②杰弗里带弗朗西斯到非营业时间服务处征求了全科医生的意见；③詹姆斯在弗朗西斯感到痛苦时前来帮助他。

续表

观念	简要说明
系统式	伊丽莎白细心地为弗朗西斯做好 CT 和 MRI 扫描准备，向他解释扫描的目的，陪他去医院，并在扫描过程中给予他支持，帮助他缓解焦虑。
标准式	①弗朗西斯继续服用抗精神病处方药物；②伊丽莎白还要求他在扫描当天服用处方药物劳拉西泮，以帮助控制和缓解焦虑。
确定优先顺序	当弗朗西斯左臂无力的情况没有改善时，伊丽莎白坚持要求全科医生针对这个问题安排检查。
经验和直觉	弗朗西斯和他的家人感觉到他的身体出了问题，尽管他们当时并不知道他中风了。
反思式	弗朗西斯的家人们知道，他在有压力的情况下精神就会变得脆弱，并意识到必须在诊断和治疗过程中为他提供支持和照顾，避免他变得焦虑。
道德敏感性	①弗朗西斯的家人尊重他的自主权，当他说自己的胳膊有问题时，他们相信了他（而且证明是对的）；②他们对他关怀备至，实行了有利原则。
责任心	①弗朗西斯的家人负责安排他出院，因为他所接受的糟糕至极的照护让他感到不安；②他们在家中照顾他，同时支持他在门诊接受中风的进一步检查和治疗。
自信心	①弗朗西斯相信他的家人有能力帮助他，因为他们看到的不仅仅是他有偏执型精神分裂症，他们知道他是一个独特的人，他们爱他，照顾他；②他的家人知道，在他服用抗精神病药物期间，弗朗西斯愿意接受他们的解释和帮助。

弗朗西斯的案例揭示了在实践中应用以人为本的整体评估及护理理论所面临的挑战。弗朗西斯长期患有精神疾病的病史似乎阻碍了医生和护士对其生理和心理需求的关注。这表现在他们最初没有认真对待他关于胳膊不能动的身体反馈。在确定弗朗西斯中风后，他在医院没有得到人人都应享有的照护和心理支持。弗朗西斯和他的家人展示了医生和护士应该如何照护他。这强调了以开放的心态、仔细观察患者、与患者沟通并记录他们主诉的重要性，以确保评估和相关的护理

决策与他们具体的个人需求和偏好相关。以这种方式将矩阵模型应用于患者评估、决策和护理干预，可以帮助护士成功地将以人为本的整体护理理论与临床实践相结合。

八、在护理工作中应用"PERSON"评估工具

本章探讨了患者评估、临床判断和决策以及相关护理干预的相互关系。我们还应用了相关理论和研究成果，以帮助识别、发展、理解和应用一系列患者评估的关键知识、技能和态度。正如上述案例所示，医护保健专业人员可能会犯错，患者也会因此而受到伤害。因此，我们需要不断对患者进行评估，对护理计划和决策进行评估，从而找出可以改进的地方。在评估、计划和提供患者照护过程中评估护理决策的定义如下（Standing，2023）：

护理决策和相关护理的评判性审查：①处理患者的权利、需求、问题和偏好；②避免对患者造成伤害；③采取对患者有利的干预措施；④将相关证据、研究和临床指南应用于患者护理；⑤确定所提供护理措施的优缺点；⑥考虑研究结果对患者持续照护的影响以及作为护士自身的专业发展和教育需求。

这一护理决策评估定义是根据 2013 年发布的弗朗西斯调查报告制订的。在罗伯特·弗朗西斯（Robert Francis）领导的这次由政府委托的对 NHS 失误的公开调查中，报告了一个在 NHS 信托机构中令人无法接受的护理标准，其首要任务是达到某些健康目标（如处理患者的数量），而不是患者所接受的护理质量。患者和亲属的担忧和投诉被置之不理；不安全、无效的护理和不良的治疗效果多年来一直被无视；医护保健专业人员被阻止"揭发"此事。因此，对护理决策的评估必须关注患者对所接受的照护体验和反馈，并找出更好的方法来提供安全有效的护理，以满足患者的需求并解决他们的健康问题，促使护士开诚布公地检讨

自己的行为，并致力于提高自己的临床能力。针对上述定义中涵盖的要点开发了"PERSON"评估工具，该工具可应用于所有护理领域（成人、儿童、心理健康、学习障碍）。它还总结了护士必须遵守的职业行为标准（NMC，2018b）。"PERSON"缩写代表以下内容：

P：patient-centred，以患者为中心；

E：evidence-based，循证；

R：risks assessed and managed，风险评估和管理；

S：safe and effective delivery of care，提供安全有效的照护；

O：outcomes of care benefit the patient，护理结果使患者受益；

N：nursing and midwifery strengths and weaknesses，护理和助产的优势和劣势。

为了使用"PERSON"评估工具的每个要素对护理决策进行评价，我们设计了一系列问题，供护士在回顾其提供的照护质量时回答，如表 9.9 所示（Standing，2023）。

表 9.9　临床决策"PERSON"评估工具

"PERSON" 缩写	回答问题以评估决策
以患者为中心	是否向患者解释了不同的照护方案？ 在干预前是否征得患者同意？ 患者的意见对护理计划有何帮助？ 如果患者因任何原因无法参与决策，如何保障他们的权益？
循证	观察到患者的哪些结果表明需要采取行动？ 有什么确凿的证据支持你的评估？ 选择干预措施的理由是什么？ 有哪些研究证据支持该干预措施？
风险评估和 管理	患者的健康 / 幸福面临哪些威胁？ 采取了哪些措施来确保医疗保健环境的安全？ 你遵循了哪些程序来控制已知风险？ 如果问题恶化，你是如何提高关切的？

"PERSON"缩写	回答问题以评估决策
提供安全有效的照护	在照护中运用了哪些知识 / 技能 / 态度？ 你之前有过哪些干预经验？ 你的能力是如何保证护理质量的？ 你是如何分享你所提供的照护信息的？
护理结果使患者受益	患者 / 亲属对护理的反馈如何？ 在多大程度上达到了预期的护理效果？ 你认为患者如何从护理中受益？ 你将如何处理护理的不良结局？
护理和助产的优势和劣势	你从这次患者照护经历中学到了什么？ 你如何证明公众对你照护能力的信任？ 经过反思，你可以采取哪些不同的做法？ 你将如何提高决策技能？

"PERSON"评估工具还纳入了本章前面所讨论的相关决策理论（九种实践模式）和研究（临床决策的十种观念）。例如，"PERSON"评估工具特别强调护士要尊重患者的人权，与患者、同事和其他人协作，运用观察和确定优先顺序的技能，在提供和严格审查患者护理时要有系统性、反思性和责任感。表 9.10 运用"PERSON"评估工具回顾了第二个案例中马里恩对维姬的评估。

表 9.10　应用"PERSON"评估工具审查马里恩对维姬的评估

以患者为中心：
是否向患者解释了不同的照护方案？ 马里恩让维姬选择是继续等待，还是 20 分钟后学校护士返回时再来。
在干预前是否征得患者同意？ 维姬选择了继续等待，并主动开始向马里恩讲述自己的问题。
患者的意见对护理计划有何帮助？ 维姬希望有人能帮助她解决压力巨大的问题。
如果患者因任何原因无法参与决策，那如何保障他们的权益？ 维姬是一名脆弱的未成年人，她述说自己受到了虐待。为了保护她的安全，下一步的决策需要她的父母、老师和全科医生的参与。

循证：
观察到患者的哪些结果表明需要采取行动？ 维姬去学校医务室寻求帮助，并没有因为护

续表

士不在而拒绝她，她描述了因为受到苏的恐吓和攻击而出现的焦虑和压力相关的生理和心理症状。

有什么确凿的证据支持你的评估？ 马里恩当时只能根据维姬的叙述来了解事情的经过，但这确实解释了维姬为什么会感到压力巨大，以及她为什么希望得到帮助来解决这个问题。

选择干预措施的理由是什么？ 马里恩运用了倾听、沟通和人际交往的技巧来回应维姬想倾诉自己问题的想法，并使她得以诉说。

有哪些研究证据支持该干预措施？ 马里恩所运用的沟通和人际交往技能与有关护生与成为一名护士的研究结果相呼应。他们对护理的概念包括"倾听和陪伴""沟通"和"共情和非评判"（Standing，2023）。

风险评估和管理：

患者的健康/幸福面临哪些威胁？ 维姬的身体健康状况令人担忧，因为她表示自己吃不好/感觉不舒服，还说自己受到了言语和身体上的攻击。她的心理健康状况也令人担忧，因为她感到恐惧、焦虑和无法应对。

采取了哪些措施来确保医疗保健环境的安全？ 学校医务室为学生提供了一个安全的场所，供他们倾诉影响其健康和幸福感的个人私密问题。

你遵循了哪些程序来控制已知风险？ 马里恩向维姬明确表示，她不是护士，但护士会在20分钟后回来。通过这种方式，她表明了自己在能力上的局限性（NMC，2018b），并说明了护士正在指导她临床实习的情况。

如果问题恶化，你是如何提高关切的？ 当发现维姬的问题严重影响到她校内外生活的健康和幸福时，马里恩意识到靠她自己无法解决这些问题，她有责任向学校护士报告。

提供安全有效的照护：

在照护中运用了哪些知识/技能/态度？ 除了上面讨论的沟通技巧，马里恩还记得一次关于保护的讲座，这让她明白维姬是一个脆弱的未成年人，需要被保护而不受伤害。

你之前有过哪些干预经验？ 马里恩没有处理这种具有挑战性情境的经验。

你的能力是如何保证护理质量的？ 马里恩认识到，鉴于维姬问题的严重性，她已力不从心，需要由学校护士来处理。

你是如何分享你所提供的照护信息的？ 马里恩向学校护士讲述了她是如何回应维姬求助的，以及她所描述问题的所有细节。学校护士还要求马里恩把维姬告诉她的事情写下来，作为正式记录。

护理结果使患者受益：

患者/亲属对护理的反馈如何？ 这个案例没有给出维姬对马里恩治疗的反应细节。她愿意与马里恩交谈，这表明她觉得这样做很舒服。

在多大程度上达到了预期的护理效果？ 维姬希望马里恩给她一些东西来消除压力，暗示她正在寻找缓解焦虑的药物，而马里恩却无法给她提供这种药物。然而，马里恩的干预有助于揭示维姬恐惧和焦虑的原因，这为处理霸凌和恐吓奠定了基础。

续表

你认为患者如何从护理中受益? 维姬向别人倾诉自己的问题需要很大的勇气,如果马里恩冷淡、不平易近人,维姬可能就会离开,再也不会回来。这样她的受害感会更加强烈,她的问题也得不到解决。

你将如何处理护理的不良结局? 虽然马里恩能很好地应对这种情况,但让她独自处理学生的健康问题会带来风险,今后需要更有效地管理这些风险(例如,不要让她独自一人,或叫学校护士来监督或处理问题)。

护理和助产的优势和劣势:

你从这次患者照护经历中学到了什么? 马里恩在与维姬的沟通中获得了宝贵的经验,对维姬感到压力巨大的原因进行了评估。她还能够将关于保护的知识应用到临床实践中,这加深了她的理解。学校护士说她做得很好,这有助于验证马里恩积极的学习经历。

你如何证明公众对你照护能力的信任? 为了表现出专业的态度,当维姬所叙述的事情令她感到震惊时,马里恩仍把自己的情绪放在了一边。她把注意力集中在维姬需要她做什么上,并意识到她需要把这种情况告诉学校护士。

经过反思,你可以采取哪些不同的做法? 学校护士告诉马里恩,她需要围绕与维姬的交流情况写一份书面报告。事后看来,马里恩养成在评估过程中做笔记或填表格的习惯是非常有用的。这将有助于安排访谈,确保重要细节被记录在内,减少回忆过程中的错误,并有助于准确记录。

你将如何提高决策技能? 马里恩是一名二年级学生,因此她将在攻读护理学位期间继续学习与决策有关的技能。她还将对这一护理事件进行反思,并可能将其纳入个人和职业发展档案。

九、预防性的医疗保健评估和决策

本章中的每个案例都涉及护士对患有影响生活活动和幸福感的身体和/或精神健康问题的患者的护理。因此,在当前疾病没有得到预防的情况下,专注于治疗患者的疾病似乎与预防医疗保健无关。然而,作为护士,我们必须在评估患者、决策和护理行动中应用预防原则(参见本章开头的 NMC 能力)。但是我们与患者的接触往往是初级预防(防止疾病发生)失败的结果,例如,在第一个案例情境中,患者忽视了不要将棉签插入耳朵的警示,导致耳部感染。护士确实有机会及早发现健康风险，并在风险升级为更严重的健康问题（二级预防）之前及时干预。又如，在第二个案例情境中，学校护士采取行动保护了一个因受到其他学生及其家人骚扰而感到焦虑和害怕的学生。在照顾有长期健康问题的对象时，所有照护者都有责任尽量减少后期的并发症，帮助其控制病情，并帮助他们尽可能独立地过上满意的生活（三级预防）。再如，在第三个案例情境中，一位罹患脑血管意外且脆弱的精神病患者的家人展示了如何与他沟通，以减少他因瘫痪和害怕受到医护人员伤害而产生的焦虑和攻击性。

因此，促进健康和预防疾病是护士评估患者健康需求并决定给予对应建议或采取对应行动的重要职责。一些护士的角色和职责主要集中在社区医疗保健的预防方面，下述案例就说明了这一点。

（一）案例情境

莱恩（Len）的腹主动脉瘤筛查

莱恩，65岁，受邀到当地医疗中心进行腹主动脉瘤（abdominal aortic aneurysm，AAA）筛查。超声波扫描显示，莱恩长了一个3厘米长的腹主动脉瘤。血管专科护士霍莉（Holly）告诉莱恩他有一个无症状的小动脉瘤，建议全科医生每天给莱恩开75毫克阿司匹林以减缓AAA的生长，并建议莱恩每12个月进行一次AAA扫描，以检查动脉瘤是否变大。刚开始的三年，莱恩的腹主动脉瘤保持在3厘米，但在接下来的两年里，它增长到3.7厘米。莱恩和妻子鲁比（Ruby）担心动脉瘤破裂导致莱恩提前死亡。霍莉对莱恩和鲁比进行了随访，并解释说腹主动脉瘤每年增加几毫米是正常的，3.0到4.4厘米仍属于小型腹主动脉瘤。4.5到5.4厘米属于中型腹主动脉瘤，检查次数会更频繁，需要每3个月进行一次扫描。5.5厘米及以上被归类为大型高风险腹主动脉瘤，可能需要进行手术干预以防止破裂。霍莉为莱恩测量血压，结果显示血压正常，并证实莱恩已戒烟45年，而且他现在需服用他汀类药物来控制胆固醇水平。霍莉告诉他们，莱恩的 AAA 风险相对较低，只需继续每12个月进行一次腹主动脉瘤扫描以确保在必要时适当采取进一步的措施。莱恩和鲁比放心了，他的腹主动脉瘤不会像他们担心的那样突然破裂。

（二）案例分析

我们可以将"PERSON"评估工具应用于莱恩的案例中，具体如下：

【P】以患者为中心：腹主动脉瘤筛查服务是自愿性的，因此莱恩可以自愿选择是否参加。通过当地的健康中心安排，腹主动脉瘤扫描小组可以在当天使用设备为莱恩检查。当莱恩和鲁比担心腹主动脉瘤体积增大时，霍莉安排与他们见面，倾听他们的担忧，并用可靠的信息予以回应。

【E】循证：65 岁及以上的男性罹患腹主动脉瘤的风险更高，这也是 NHS 为他们提供腹主动脉瘤筛查的原因（PHE，2017）。莱恩被发现患有小的无症状腹主动脉瘤。霍莉根据以研究为基础的临床指南（NICE，2020）对莱恩的腹主动脉瘤进行持续监测和管理。

【R】风险评估与管理：腹主动脉瘤破裂是一种医疗急症，只有 20% 的患者能存活下来（NHS，2021）。在失去意识之前，患者可能会报告急性腹痛或背痛症状。较大的腹主动脉瘤破裂风险更高。如果莱恩没有接受筛查，他的小型腹主动脉瘤就不会被发现。对莱恩的腹主动脉瘤进行定期监测，可确保在他的腹主动脉瘤扩大到被认为有危险时采取预防措施。吸烟会削弱动脉壁，从而增加腹主动脉瘤的风险。霍莉发现莱恩曾是一名烟民，但已经戒烟多年，因此降低了这一风险。高血压会增加动脉粥样硬化的风险，因此霍莉测量了莱恩的血压，发现他的血压正常。动脉壁内壁的粥样斑块（脂肪胆固醇沉积物）堆积也会削弱动脉壁，增加动脉粥样硬化的风险，这也是霍莉为什么要莱恩进行这一检查的原因，莱恩确认他现在正在服用他汀类药物来降低胆固醇水平。

【S】提供安全有效的照护：腹主动脉瘤筛查中的超声扫描是一种快速、无创、可靠的检查，由训练有素的技术人员执行。他们向莱恩发放了腹主动脉瘤监测卡，每次扫描时都会在上面记录测量结果。他们建议莱恩随身携带，以备不时之需。霍莉写信给莱恩的全科医生，告知他们每次扫描的结果，并抄送给莱恩。她还把自己的电话号码告诉了莱恩，让他和鲁比有任何问题都可以联系她。

【O】护理结果使患者受益：得知自己患有腹主动脉瘤让莱恩感到焦虑，但他明白这是可以监测的，从而采取措施防止动脉瘤破裂。莱恩和鲁比非常感谢霍莉能抽出时间看望他们，并对他们因腹主动脉瘤增大而产生的担忧做出回应。

【N】护理和助产的优势和劣势：霍莉反思了莱恩比大多数参加腹主动脉瘤筛查的男性看起来更健康，强调了一些乍看健康但有隐匿发病过程的患者。莱恩的血压正常，而且明显不存在吸烟和肥胖等生活方式的风险因素，因此霍莉认为莱恩的腹主动脉瘤可能是遗传因素所致。考虑到莱恩有一个儿子，霍莉建议莱恩和他的全科医生，一旦他的儿子年满 50 岁，也进行腹主动脉瘤筛查，因为这可能是家族性遗传。霍莉积极主动地参与预防性的医疗保健工作，这是护理工作的一大优势。

上述实例说明了"PERSON"评估工具如何为评价患者评估、护理决策和相关预防性医疗保健提供了一个综合框架。它将相关的决策理论、研究和标准纳入护士的职业行为准则来实现这一目标。它采纳了弗朗西斯调查报告中关于确保安全有效的以人为本的护理质量的建议，让护士开诚布公地承认错误及其发展需求。它还涉及卫生政策的优先事项：①作为护士应用 6Cs——照护、同情心、能力、沟通、勇气和承诺（DH and NHS CB, 2012）；②作为护士应用 NHS 长期护理计划，促进健康和预防疾病（NHS, 2019）。建议使用这一工具来指导和评估决策，并构建个人和职业发展档案。

章节概要

　　本章展示了如何通过临床判断（直觉、思考、评判性思维）评估健康问题，从而得出诊断结果并考虑可能的行动方案。临床决策是对使用何种护理干预措施做出选择。认知续线理论（九种实践模式）和矩阵模型（临床决策的十种观念）这两个框架可用于指导临床判断和决策技能的开发、应用和审查。本章讨论了用于指导和评价评估、护理计划和护理干预的"PERSON"评估工具。建议使用"PERSON"评估工具，因为它结合了相关的决策理论和研究、NMC 行为准则和当前卫生政策的优先事项，并回应了弗朗西斯调查报告的建议。这也是对以人为本的整体患者评估、护理计划和预防性医疗保健中护理干预措施的补充，这些都是本书所倡导的。

实践活动的参考提纲

实践活动 9.1　评判性思考和反思（第 194 页）

可从以下几个方面来思考（表 9.11）：

表 9.11　评判性思维和反思评估表

评估人员	他们发现的问题	他们的决策 / 行动
安吉拉	棉球卡在左耳，疼痛、不适、头晕，无法集中精力工作，再也无法忍受	尝试取出棉球未果，服用扑热息痛片缓解疼痛，请全科医生和护士取出棉球
首诊的全科医生	安吉拉报告左耳有异物，疼痛不适	尝试取出棉球未果，建议请执业护士进行耳灌洗取出
执业护士	左耳异物，遵照全科医生建议	无法进行耳灌洗（设备故障），建议向轻伤科求助
奈杰尔（执业护士）	左耳无异物，无明显健康问题	①要求执业护士提供意见；②拒绝耳灌洗；③让安吉拉离开医务室
海伦（执业护士）	左耳无异物	照顾另一位患者
克姆（护理专业学生）	安吉拉越来越愤怒，克姆感受到了她的不适	保持安静，只是观察，反映出在尊重奈杰尔和同情安吉拉之间的纠结感
第二位接诊的全科医生	①左耳无异物；②左耳发炎和感染	开抗生素（口服），建议到耳鼻喉科就诊
耳鼻喉科顾问	①左耳无异物；②左耳似乎仍在感染	①开抗生素滴耳液；②确认灌洗耳朵不合适；③向安吉拉提供健康促进建议（即停止用棉签清洁耳朵，用滴耳液代替）

实践活动 9.3　评判性思考和决策（第 200 页）

可从以下几个方面来思考（表 9.12）：

表 9.12　九种实践模式在维姬案例中的应用

九种实践模式	维姬案例中的决策实例
直觉判断	①维姬觉得自己无法承受，于是寻求帮助；②马里恩感觉到维姬需要找人倾诉；③马里恩一度感到"完全力不从心"。
反思性判断	就在马里恩觉得自己不知道该做什么的时候，她想起了一堂关于保护的讲座，意识到自己有责任向有关部门报告维姬的问题（因为维姬是一名年仅 14 岁的脆弱的未成年人，报告自己遭受了霸凌）。
患者和同行辅助判断	①马里恩没有让维姬离开（在她鼓起勇气向别人倾诉自己的问题之后），她让维姬告诉她"让她感到压力"的原因；②马里恩向学校护士报告了此事，这影响了她随后的行动（如通知校长，与维姬进一步探讨问题）。
系统辅助判断	①学校护理服务是学校组织结构的一部分，学生知道他们可以向学校护士寻求健康方面的帮助；②马里恩和学校护士似乎都明白，她们在道德和法律上都有责任报告维姬受霸凌的嫌疑。
对经验和研究证据进行评判性审查	学校护士对马里恩在帮助维姬倾诉问题方面所起的作用给予了积极评价。
行动研究和临床审计	①学校护士知道维姬所说的话需要有正式记录，因为这件事可能会受到官方审查；②学校护士意识到，维姬疑似受到霸凌，校长、维姬的老师、家长和全科医生必须采取进一步行动，以确保维姬在学校（以及往返学校途中）的安全。
质性研究	维姬接受学校护理服务的经历是一项质性案例研究。
调查研究	数据库记录了学校和社会服务机构上报的霸凌弱势儿童的指控 / 事件。
实验研究	维姬似乎要求马里恩为她提供药物，以缓解她倍感压力的情绪。这种药物是通过科学对照试验开发出来的。

拓展阅读

1. Standing，M（2023）*Clinical Judgement and Decision-Making in Nursing*（5th edn）. London：SAGE.

深入应用矩阵模型。用一章的篇幅重点介绍护理临床决策十种观念，交叉引用十种护理概念，通过案例研究加以论证。这些概念通过案例研究得到证明。此外，还更为详细地介绍了"PERSON"评估工具及其应用。

2.Ellis，P（2023）*Evidence-based Practice in Nursing*（5th edn）. London：SAGE.

清晰地解释了为护理实践提供依据的各种证据以及如何应用这些证据。第 7 章包含另一个应用"PERSON"评估工具的实例。

3.Price，B（2022）*Delivering Person-centred Care in Nursing*（2nd edn）. London：SAGE.

详细介绍了什么是以人为本的护理，以及如何在实践中应用和完善。

参考文献

Ackley, BJ, Ladwig, GB, Makic, MB, Martinez-Kratz, M and Zanotti, M（2022）
Nursing Diagnosis Handbook E-Book: An Evidence-Based Guide to Planning Care
（12th edn）. St Louis: Elsevier.

Aggleton, P and Chalmers, H（2000）*Nursing Models and Nursing Practice*（2nd
edn）. Basingstoke: Palgrave.

Andrews, J and Butler, M（2014）*Trusted to Care*. Available at: http: //wales.gov.uk/
docs/dhss/publications/140512trustedtocareen.pdf.

Anthony, D（2010）Do risk assessment scales for pressure ulcers work? *Journal of
Tissue Viability*, 19（4）: 132-6.

Aston, L, Wakefield, J and McGown, R（eds）（2010）*The Student Nurse Guide to
Decision Making in Practice*. Maidenhead: Open University Press.

Barker, J（2013）*Evidence-Based Practice for Nurses*（2nd edn）. London: SAGE.

Baumbusch, J, Leblanc, M-E, Shaw, M and Kjorven, M（2016）Factors influencing
nurses' readiness to care for hospitalised older people. *International Journal of Older
People Nursing*, 11（2）: 149-59.

Beauchamp, T and Childress, J（2013）*Principles of Biomedical Ethics*（7th edn）.
Oxford: Oxford University Press.

Bender, M（2017）Models versus theories as a primary carrier of nursing knowledge:
A philosophical argument. *Nursing Philosophy* 19: e12198 https: //doi.org/10.1111/

nup.12198

Benjamin, M and Curtis, J（2010）*Ethics in Nursing*（4th edn）. Oxford: Oxford University Press.

Bradley, P, Frost, F, Tharmaratnam, K and the NW Collaborative Organisation for Respiratory Research（2020）Utility of established prognostic scores in COVID-19 hospital admissions: multicentre prospective evaluation of CURB-65, NEWS2 and qSOFA. *BMJ Open Respiratory Research* 7: e000729 doi: 10.1136/bmjresp-2020-000729.

Brinkmann, S and Kvale, S（2014）*InterViews: learning the craft of qualitative research interviewing*（3rd edn）. London: SAGE.

Burbach, B, Barnason, S and Thompson, SA（2015）Using 'think aloud' to capture clinical reasoning during patient simulation. *International Journal of Nurse Education and Scholarship*, 3: 12: doi: 10.1515/ijnes-2014-0044

Caldeira, S, Timmins, F, Carvalho, EC and Vieira, M（2017）Clinical validation of the nursing diagnosis spiritual distress. *International Journal of Nursing Terminology and Knowledge*, 28（1）: 44-52.

Care Quality Commission（CQC）（2022）Out of sight - who cares? Restraint, segregation and seclusion review: Progress report March 2022. Available at: https: // www.cqc.org.uk/ sites/default/files/20220325_rssreview-progress-march_print.pdf

Carpenito-Moyet, LJ（2016）*Handbook of Nursing Diagnosis*（15th edn）. Philadelphia, PA: Wolters Kluwer Health/Lippincott Williams Wilkins.

Carper, B（1978）Fundamental patterns of knowing in nursing. *Advances in Nursing Science*, 1（1）: 13-24.

Clark, M, Semple, MJ, Ivins, N, Mahoney, K and Herding, K（2017）National audit of pressure ulcers and incontinence-associated dermatitis in hospitals across Wales: a crosssectional study. *BMJ Open*, 7: e015616 doi: 10.1136/bmjopen-2016-015616.

Clarke, J（2013）*Spiritual Care in Everyday Nursing Practice: A New Approach*. Basingstoke: Palgrave Macmillan.

Cook, N, Shepherd, A and Boore, J（2021）*Essentials of Anatomy and Physiology for Nursing Practice*（2nd edn）. London: SAGE.

Creswell, J and Poth, CN（2017）*Qualitative Inquiry and Research Design: Choosing among Five Approaches*（4th edn）. Thousand Oaks, CA: SAGE.

D'Agostino, F, Pancani, L, Romero-Sánchez, JM, Lumillo-Gutierrez, I, Paloma-Castro, O, Vellone, E, et al.（2018）Nurses' beliefs about nursing diagnosis: a study with cluster analysis. *Journal of Advanced Nursing*, 74（6）: 1359-70.

D'Agostino, F, Sanson, G, Cocchieri, A, Vellone, E, Welton, J, Maurici, M, et al.（2017）Prevalence of nursing diagnoses as a measure of nursing complexity in a hospital setting. *Journal of Advanced Nursing*, 73（9）: 2129-42.

Department of Health（2010a）*Equity and Excellence: Liberating the NHS*. Available at: https://assets.publishing.service.gov.uk/government/uploads/system/uploads/attachment_data/file/213823/dh_117794.pdf

Department of Health and NHS Commissioning Board（DH and NHS CB）（2012）*Compassion in Practice: Nursing, Midwifery and Care Staff, Our Vision and Strategy*. Available at: www.england.nhs.uk/wp-content/uploads/2012/12/compassion-in-practice.pdf

Dewing, J（2004）Concerns relating to the application of frameworks to promote personcentredness in nursing with older people. *Journal of Clinical Nursing*, 13(3a): 39-44.

Dewing, J（2008）Personhood and dementia: revisiting Tom Kitwood's ideas. *International Journal of Older People Nursing*, 3（1）: 3-13.

Dougherty, L, Lister, S and West-Oram, A（eds）（2015）*The Royal Marsden Hospital Manual of Clinical Nursing Procedures Student Edition*（9th edn）. Oxford: Wiley-Blackwell.

Dyson, S(2004)Transcultural nursing care of adults. In C. Husband and B. Terry(eds), Transcultural Health Care Practice: An Educational Resource for Nurses and Health Care Practitioners. London: RCN.

Egan, G（2014）*The Skilled Helper: A Problem-Management and Opportunity Development Approach to Helping*（10th edn）. Belmont, CA: Brooks/Cole.

Ellis, P（2019）The meaning of consequentialism. *Journal of Kidney Care* 4（5）: 274-76.

Ellis, P（2020）*Understanding Ethics for Nursing Students*（3rd edn）. London: SAGE.

Ellis, P（2023）*Evidence-Based Practice in Nursing*（5th edn）. London: SAGE.

Equality and Human Rights Commission（EHRC）（2011）*Inquiry into Home Care of Older People*. Available at: www.equalityhumanrights.com/legal-and-policy/our-legal-work/ inquiries-and-assessments/inquiry-into-home-care-of-older-people

Esterhuizen, P（2022）*Reflective Practice in Nursing*（5th edn）. London: SAGE.

Field, L and Smith, B（2008）*Nursing Care: An Essential Guide*. Harlow: Pearson Education.

Francis, R（2013）*Report of the Mid Staffordshire NHS Foundation Trust Public Inquiry: Executive Summary*. Available at: www.midstaffspublicinquiry.com/sites/default/files/report/Executive%20summary.pdf

Frosh, S（2002）*After Words: The Personal in Gender, Culture and Psychotherapy*. Basingstoke: Palgrave.

Funkesson, KH, Anbäcken, EM and Ek, AC（2007）Nurses' reasoning process during care planning taking pressure ulcer prevention as an example: a think-aloud study. *International Journal of Nursing Studies*, 44（7）: 1109-19.

Girard, NJ（2007）Do you know what you don't know? *AORN Journal*, 86: 177-8.

Goodhand, K and Ewen, J（2022）Assisting people with their nutritional needs, in DelvesYates, C（ed）*Essentials of Nursing Practice*（3rd edn）. London: SAGE.

Goodman, B and Clemow, R（2010）*Nursing and Collaborative Practice: A Guide to Interprofessional Learning and Working*（2nd edn）. Exeter: Learning Matters.

Gordon, M（1994）*Nursing Diagnosis: Process and Application*. St Louis, MO: Mosby Yearbook.

Grant, A and Goodman, B（2018）*Communication and Interpersonal Skills in Nursing*（4th edn）. London: SAGE.

Hall, C and Ritchie, D（2013）*What Is Nursing? Exploring Theory and Practice*（3rd edn）. London: SAGE.

Hammond, KR（1996）*Human Judgement and Social Policy: Irreducible Uncertainty, Inevitable Error, Unavoidable Injustice*. New York: Oxford University Press.

Hawkey, B and Williams, J（2007）*The Role after Rehabilitation Nurse: RCN Guidance*. London: RCN.

Healthcare Improvement Scotland（HIS）（2021）*People-Led Care Portfolio*. Available at: https: //ihub.scot/improvement-programmes/people-led-care/

Heron, J（1992）*Feeling and Personhood: Psychology in Another Key*. London: SAGE.

Hill, TE（2010）How clinicians make（or avoid）moral judgments of patients: implications of the evidence for relationships and research. *Philosophy, Ethics, and Humanities in Medicine*, 5（11）doi: 10.1186/1747-5341-5-11

Hillson, D and Murray-Webster, R（2007）*Understanding and Managing Risk Attitude*（2nd edn）. Farnham: Gower.

Hinchliff, S, Norman, S and Schober, J（eds）（2008）*Nursing Practice and Health Care*（5th edn）. London: Hodder Arnold.

Holland, K and Jenkins, J（2019）*Applying the Roper, Logan and Tierney Model in Practice*（3rd edn）. London: Churchill Livingstone.

Holmes, S（2010）Importance of nutrition in palliative care of patients with chronic disease. *Nursing Standard*, 25（1）: 48-56.

Howatson-Jones, L and Ellis, P（eds）（2008）*Outpatient, Day Surgery and Ambulatory Care*. Chichester: Wiley-Blackwell.

Hubley, J and Copeman, J（2013）*Practical Health Promotion*（2nd edn）. Cambridge: Polity Press.

Hutchfield, K（2010）*Information Skills for Nursing Students*. Exeter: Learning Matters.

Ikäheimo, H and Laitinen, A（2007）Dimensions of personhood. *Journal of Consciousness Studies*, 14（5-6）: 6-16.

Innes, A, Macpherson, S and McCabe, L（2006）*Promoting Person-Centred Care at the Frontline*. York: Joseph Rowntree Foundation.

Kahneman, D（2011）*Thinking, Fast and Slow*. New York: Farrar, Straus and Giroux.

Kara, A, DeMeester, D, Lazo, L, Cook, E and Hendricks, S（2018）An interprofessional patient assessment involving medical and nursing students: a

qualitative study. *Journal of Interprofessional Care*, 32（4）: 513-16, https: //doi.or
g/10.1080/13561820.2018.1442821

Keogh, B（2013）*Review into the Quality of Care and Treatment Provided by
14 Hospital Trusts in England: Overview Report*. Available at: www.nhs.uk/
NHSEngland/bruce-keogh-review/Documents/outcomes/keogh-review-final-report.
pdf

Kipling, R（ND）*The Elephant's Child*. Available at: www.kiplingsociety.co.uk/rg_
elephantschild1.htm

Kitwood, T（1997）*Dementia Reconsidered: The Person Comes First*. Milton Keynes:
Open University Press.

Lloyd, M（2010）*A Practical Guide to Care Planning in Health and Social Care*.
Maidenhead: Open University Press.

Lynch, L, Hancox, K, Happell, B and Parker, J（2008）*Clinical Supervision for Nurses*.
Chichester: Wiley-Blackwell.

Mahoney, F and Barthel, D（1965）Functional evaluation: The Barthel Index.
Maryland State Medical Journal, 14: 56-61.

Manley, K（2000）Organisational culture and consultant nurse outcomes: part
1-organisational culture. *Nursing Standard*, 14（36）: 34-8.

Manley, K and McCormack, B（2003）Practice development: purpose, methodology,
facilitation and evaluation. *Nursing in Critical Care*, 8（1）: 22-9.

Manley, K, Sanders, K, Cardiff, S and Webster, J（2011）Effective workplace culture:
the attributes, enabling factors and consequences of a new concept. *International
Practice Development Journal*, 1（2）: Article 1.

McAllister, M（ed）（2007）*Solution-Focused Nursing: Rethinking Practice*.
Basingstoke: Palgrave.

McCabe, C and Timmins, F（2013）*Communication Skills for Nursing Practice*（2nd
edn）. Basingstoke: Palgrave Macmillan.

McCaffery, M（1968）*Nursing Practice Theories Related to Cognition, Bodily Pain,
and Man-Environment Interactions*. Los Angeles, CA: University of California at
Los Angeles Students' Store.

McCarthy, MP and Jones, JS（2019）The Medicalization of Nursing: The Loss of a Discipline's Unique Identity. *International Journal for Human Caring*, 23（1）: 101-8.

McCormack, B（2004）Person-centredness in gerontological nursing: an overview of the literature. *Journal of Clinical Nursing*, 13（3a）: 31-8.

McCormack, B and McCance, T（2016）*Person-Centred Practice in Nursing and Health Care: Theory and Practice*（2nd edn）. Oxford: Wiley-Blackwell.

McCormack, B, McCance, T and Maben, J（2013）Outcome evaluation in the development of person-centred practice, in McCormack, B, Manley, K and Titchen, A（eds）, *Practice Development in Nursing and Healthcare*（2nd edn）. Chichester: Wiley-Blackwell, pp 190-211.

Mental Capacity Act 2005. London: The Stationery Office.

Mental Health Act 2007. London: The Stationery Office.

Morris, RC（2012）The relative influence of values and identities on academic dishonesty: a quantitative analysis. *Current Research in Social Psychology*, 20（1）: 1-20.

Moule, P and Goodman, M（2009）*Nursing Research: An Introduction*. London: SAGE.

National Institute for Health and Care Excellence（NICE）（2007）*Acutely Ill Patients in Hospital*. London: NICE.

National Institute for Health and Care Excellence（NICE）（2017）*Nutrition Support for Adults: Oral Nutrition Support, Enteral Tube Feeding, and Parenteral Nutrition*. London: NICE.

National Institute for Health and Care Excellence（NICE）（2020）*Abdominal aortic aneurysm: diagnosis and management [NG 156]*. London: NICE.

National Institute for Health and Care Excellence（NICE）（2022）*Type 2 diabetes in adults: management: NICE guideline [NG28]*. Available at: https: //www.nice.org. uk/guidance/ng28

NHS（2019）*The NHS Long Term Care Plan-A Summary*. Available at: www. longtermplan. nhs.uk/wp-content/uploads/2019/01/the-nhs-long-term-plan-summary.

pdf

NHS（2021）*Overview: Abdominal aortic aneurysm screening*. Available at: https: // www.nhs. uk/conditions/abdominal-aortic-aneurysm-screening/

NHS Digital（2022）*Data on Written Complaints in the NHS 2021-22*. Available at: https: //digital.nhs.uk/data-and-information/publications/statistical/data-on-written complaints-in-the-nhs/2020-21

NHS England（ND）*Involving people in their own care*. Available at: https: //www. england. nhs.uk/ourwork/patient-participation/

Nightingale, F（1860）*Notes on Nursing: What It Is and What It Is Not*. New York: Appleton.

Nolan, D and Ellis, P（2008）Communication and advocacy, in Howatson-Jones, L and Ellis, P（eds）*Outpatient, Day Surgery and Ambulatory Care*. Chichester: Wiley-Blackwell, pp 8-24.

Norberg Boysen, G, Nyström, M, Christensson, L, Herlitz, J and Wireklint Sundström, B（2017）Trust in the early chain of healthcare: lifeworld hermeneutics from the patient's perspective. *International Journal of Qualitative Studies on Health and Well-being*, 12（1）: https: //doi.org/10.1080/17482631.2017.1356674

Northern Ireland Public Services Ombudsman（NIPSO）（2021）*Northern Ireland Public Service Ombudsman: Ombudsman's Report 2020/2021*. Available at: https: // nipso.org.uk/ site/wp-content/uploads/2021/11/Ombudsmans-Report-2020-21.pdf

Nursing and Midwifery Council（NMC）（2018a）*Future Nurse: Standards of Proficiency for Registered Nurses*. London: NMC.

Nursing and Midwifery Council（NMC）（2018b）*The Code: Professional Standards of Practice and Behaviour for Nurses, Midwives and Nursing Associates*. London: NMC.

Ogden, K, Barr, J and Greenfield, D（2017）Determining requirements for patientcentred care: a participatory concept mapping study. *BMC Health Service Research*, 17: 780 https: //doi.org/10.1186/s12913-017-2741-y

Orem, D（2001）*Nursing: Concepts of Practice*（6th edn）. London: Mosby.

Park, C（2007）*A Dictionary of Environment and Conservation* University Press.（3rd edn）. Oxford: Oxford University Press.

Peate, I（2019）*Learning to Care: The Nurse Associate*. London: Elsevier.

Price, B（2022）*Delivering Person-Centred Care in Nursing*（2nd edn）. London: SAGE.

Pritchard, MJ（2011）Using the Hospital Anxiety and Depression Scale in surgical patients. *Nursing Standard*, 25（34）: 35-41.

Public Health England（PHE）（2017）*NHS Abdominal Aortic Aneurysm（AAA） Screening Programme*. London: PHE.

Rahman, S and Myers, R（2019）*Courage in Healthcare: A Necessary Virtue or a Warning Sign*? London: SAGE.

Ringdal, M, Chaboyer, W, Ulin, K, Bucknall, T and Oxelmark, L（2017）Patient preferences for participation in patient care and safety activities in hospitals. *BMC Nursing*, 16: 69 https: //doi.org/10.1186/s12912-017-0266-7

Rogers, C（1995）*A Way of Being. Boston*, MA: Houghton Mifflin.

Roper, N, Logan, W and Tierney, A（2000）*The Roper-Logan-Tierney Model of Nursing: Based on Activities of Living*. Edinburgh: Churchill Livingstone.

Rosen, M（2021）*Many Different Kinds of Love: A Story of Life, Death and the NHS*. London: Ebury Press.

Royal College of Nursing（RCN）（2003）*Defining Nursing*. London: RCN.

Royal College of Physicians（RCP）（2012）*National Early Warning Score（NEWS）: Standardising the Assessment of Acute-Illness Severity in the NHS*. Available at: www.rcplondon. ac.uk/national-early-warning-score

Sakamoto, ML（2018）Nursing knowledge: A middle ground exploration. *Nursing Philosophy*, 19（3）: e12209 https: //doi.org/10.1111/nup.12209

Schwartz, SH（1992）Universals in the content and structure of values: theoretical advances and empirical tests in 20 countries, in Zanna, MP（ed）*Advances in Experimental Social Psychology*. London: Academic Press.

Scottish Public Services Ombudsman（SPSO）（2022）*Investigation Reports*. Available at: www.spso.org.uk/investigation-reports

Shah, RA, Soo, Z, Thornhill, J, Martin, J and Montagu, A（2022）Improving inpatient

assessment of nutritional status using the Malnutrition Universal Screening Tool
（MUST）. *Proceedings of the Nutrition Society*, 81（OCE3）: E79. Available at:
https: //doi.org/10.1017/ S0029665122001045

Social Care Institute for Excellence（ND）*Person-centred care*. Available at: https: //
www. scie.org.uk/prevention/choice/person-centred-care

Social Care Institute for Excellence（2020）*Types and indicators of abuse 2020*.
Available at: https: //www.scie.org.uk/safeguarding/adults/introduction/types-and-
indicatorsof-abuse

Sorenson, C, Bolick, B, Wright, K and Hamilton, R（2016）Understanding compassion
fatigue in healthcare providers: a review of current literature. *Journal of Nursing
Scholarship*, 48（5）: 456-65.

Standing, M（2010）*Clinical Judgement and Decision Making*. Maidenhead: Open
University Press.

Standing, M（2023）*Clinical Judgement and Decision Making in Nursing*（5th edn）.
London: SAGE.

Stephenson, J（2014）*NHS England to Rollout '6Cs' Nursing Values to All Health
Service Staff*. Available at: www.nursingtimes.net/nursing-practice/specialisms/
management/exclusive-6cs-nursing-values-to-be-rolled-out-to-all-nhs-staff/5070102.
article.

Stets, JE and Carter, MJ（2011）The moral self: applying identity theory. *Social
Psychology Quarterly*, 74（2）: 192-215.

Stiles, KA（2011）Advancing nursing knowledge through complex holism.
ANS Adv Nurs Sci 34（1）: 39-50. Available at: https: //doi.org/10.1097/
ANS.0b013e31820943b9

Suhonen, R, Stolt, M, Habermann, M, Hjaltadottir, I, Vryonides, S, Tonnessen, S,
Halvorsen, K, Harvey, C, Toffoli, L and Scott, PA（2018）Ethical elements in
priority setting in nursing care: A scoping review. *International Journal of Nursing
Studies*, 88: 25-42. Available at: https: //doi.org/10.1016/j.ijnurstu.2018.08.006

Sully, P and Dallas, J（2010）*Essential Communication Skills for Nursing and
Midwifery*（2nd edn）. Edinburgh: Elsevier Mosby.

Vincent, JL, Einav, S, Pearse, R, Jaber, S, Kranke, P, Overdyk, FJ, Whitaker, DK, Gordo, F, Dahan, A and Hoeft, A（2018）Improving detection of patient deterioration in the general hospital ward environment. *European Journal of Anaesthesiology*, 35（5）: 325-33 https: //doi.org/10.1097/EJA.0000000000000798

Waterlow, J（2008）*The Waterlow Score*. Available at: www.judy-waterlow.co.uk Weir-Hughes, D（2007）Reviewing nursing diagnoses. *Nursing Management*, 14（5）: 32-5.

Welton, JM and Halloran, EJ（2005）Nursing diagnoses, diagnosis-related group, and hospital outcomes. *Journal of Nursing Administration*, 35（12）: 541-9.

West, L, Alheit, P, Anderson, AS and Merrill, B（eds）（2007）*Using Biographical and Life History Approaches in the Study of Adult and Lifelong Learning: European Perspectives*. Frankfurt am Main: Peter Lang.

Wilkinson, JM（2016）*Nursing Diagnosis Handbook*（11th edn）. Harlow: Pearson Education.

Wilson, B, Woollands, A and Barrett, D（2018）*Care Planning: A Guide for Nurses*（3rd edn）. Harlow: Pearson Education.

Worden, A and Challis, D（2008）Care planning systems in care homes for older people. *Quality in Ageing*, 8: 28-38.

World Health Organization（WHO）（2018）Low quality healthcare is increasing the burden of illness and health costs globally. Available at: https: //www.who.int/news/item/05-07-2018-low-quality-healthcare-is-increasing-the-burden-of-illness-and-healthcosts-globally.

图书在版编目（CIP）数据

患者评估与护理计划：原书第4版/（英）彼得·
埃利斯（Peter Ellis），（英）穆伊·斯坦丁
（Mooi Standing）著；王宗华，鲜继淑译. -- 重庆：
重庆大学出版社，2025.7. --（护理实践与转化译丛）.
ISBN 978-7-5689-5173-9

Ⅰ. R47

中国国家版本馆CIP数据核字第2025CD7502号

患者评估与护理计划（原书第4版）

HUANZHE PINGGU YU HULI JIHUA（YUANSHU DI 4 BAN）

［英］彼得·埃利斯　　［英］穆伊·斯坦丁　著

王宗华　鲜继淑　主译

策划编辑：胡　斌
责任编辑：胡　斌　　版式设计：胡　斌
责任校对：关德强　　责任印制：张　策

重庆大学出版社出版发行
出版人：陈晓阳
社址：重庆市沙坪坝区大学城西路21号
邮编：401331
电话：（023）88617190　88617185（中小学）
传真：（023）88617186　88617166
网址：http://www.cqup.com.cn
邮箱：fxk@cqup.com.cn（营销中心）
全国新华书店经销
重庆亘鑫印务有限公司印刷

开本：720mm×1020mm　1/16　印张：15.5　字数：250千
2025年7月第1版　　2025年7月第1次印刷
ISBN 978-7-5689-5173-9　　定价：68.00元